蒋正国 周永福 著
魏齐 张万昌 编

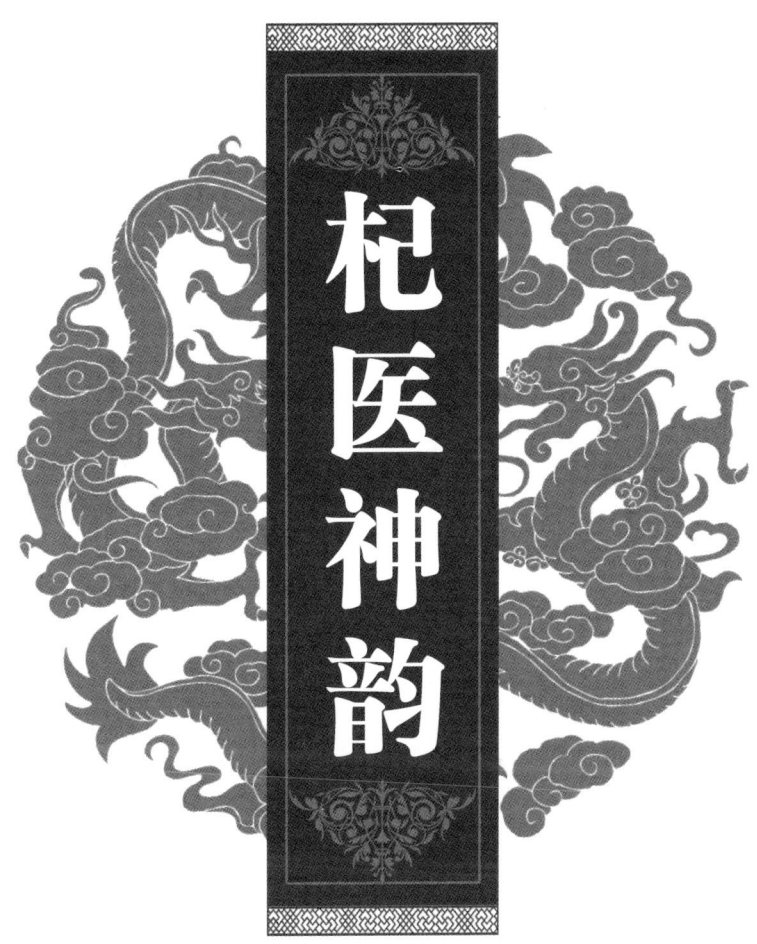

杞医神韵

中原农民出版社
·郑州·

图书在版编目（CIP）数据

杞医神韵/蒋正国 周永福 魏齐 张万昌编著.--郑州：中原农民出版社，2025.6. -- ISBN 978-7-5542-3254-5

I.R249.7

中国国家版本馆 CIP 数据核字第 2025CU9396 号

杞医神韵
QIYI SHENYUN

出 版 人：刘宏伟
策划编辑：苏国栋
责任编辑：张茹冰
责任校对：丁　莹
责任印制：孙　瑞
特约设计：银川当代文学艺术中心　当代出书网
美术编辑：杨　柳

出版发行：	中原农民出版社
地　　址：	河南省自贸试验区郑州片区（郑东）祥盛街 27 号 7 层　邮编：450016
	电话：0371-65788199(发行部)
经　　销：	全国新华书店
印　　刷：	河南新华印刷集团有限公司
开　　本：	880mm×1230mm　1/32
印　　张：	7.5
字　　数：	180 千字
版　　次：	2025 年 6 月第 1 版
印　　次：	2025 年 6 月第 1 次印刷
定　　价：	69.00 元

如发现印装质量问题，影响阅读，请与印刷公司联系调换。

编　著：蒋正国　周永福　魏　齐　张万昌
编　审：王　巍　王　军　张　兵　梁学红
编　委：李　萍　蒋乾聪　焦翠琴　刘　佳
　　　　拓万涛　肖清燕　肖飞宇　李军虎
　　　　马志波

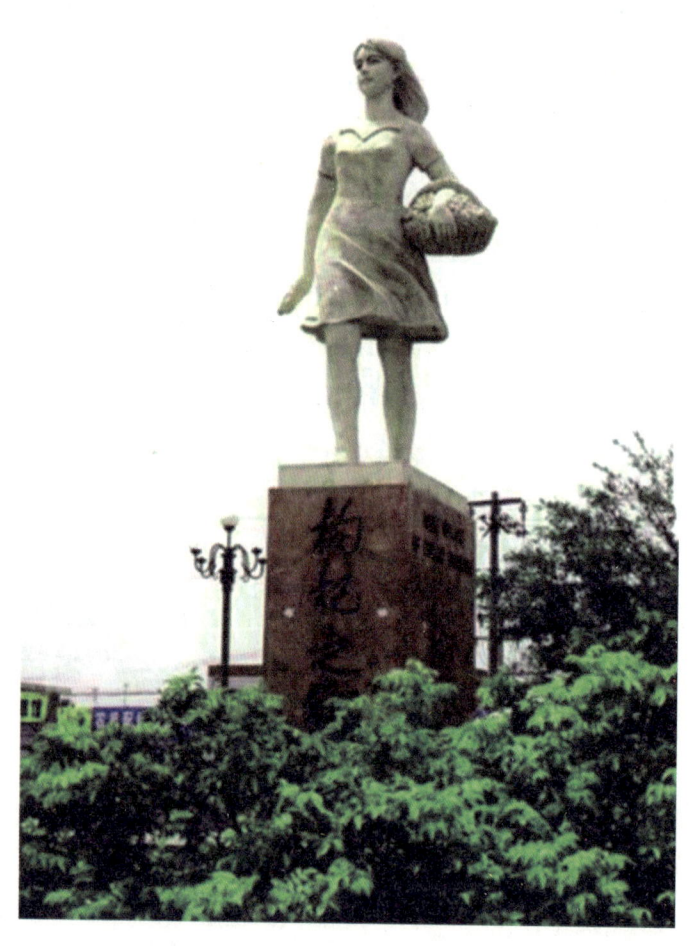

中宁枸杞姑娘雕塑

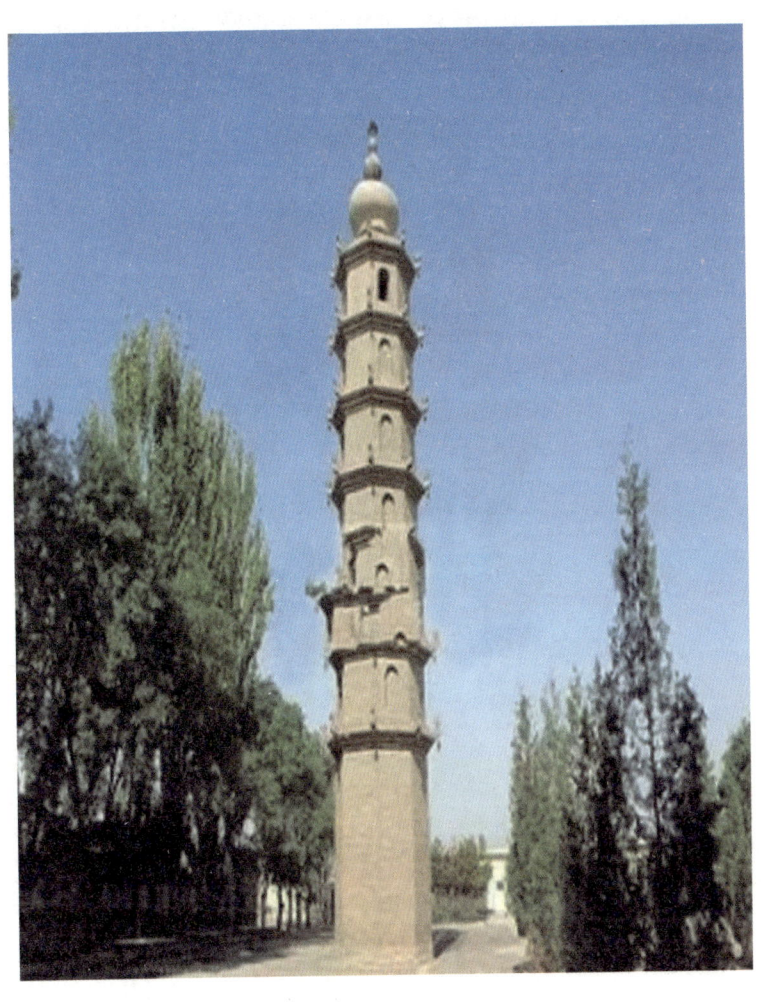

坐落于"中国枸杞之乡"——中宁县的宁舟宝塔,始建于唐朝大顺二年(公元891年),距今已有1100多年的历史。

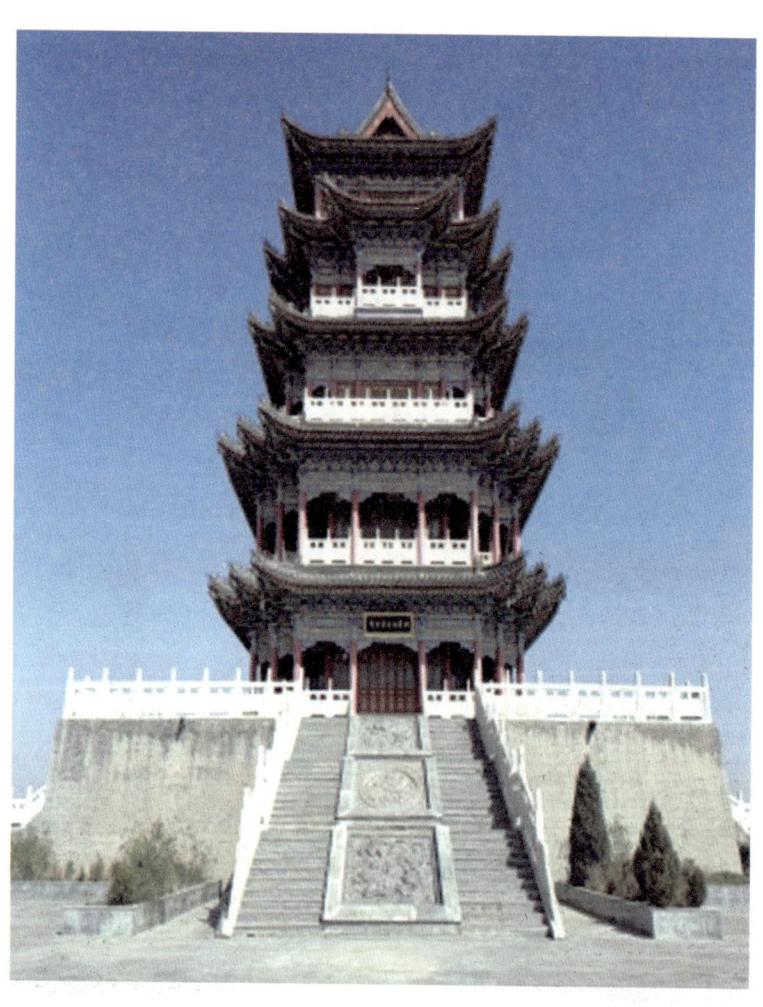

中宁县原枸杞博物馆

中宁枸杞应用赋

题记：中国科学院院士仝小林于2015年9月到中宁县中医医院枸杞研究室调研指导枸杞研发工作时所作。

秉承天地之造化，含吸宇宙之精专。本经列为上品，药食千年同源；冬根春叶秋实，一物三用延年。地骨清乎虚热，杞果培乎肾肝；杞叶茗香一等，除烦止渴中宽。配仙灵大起阳痿，伍萸肉固涩精关，携菊花清肝明目，合雄蚕子嗣繁衍。

补肾填精，幼儿不宜，需担心性腺早熟，离家千里，莫食枸杞，只恐怕男儿不专。味厚滋腻易加重脾湿，胃火不宜拾干柴反添。有道是：天下枸杞看中宁，中宁枸杞赛神仙。

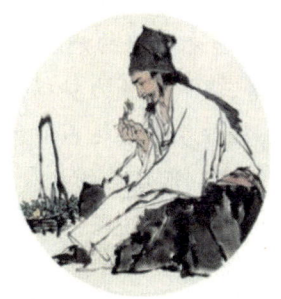

序　言

罗永平

时光转而悄然，岁月蹉跎无声。杏林深深，医路漫漫，清风吹远了沧桑，繁花飘落了青春，体温热浪滚滚，体内血流潺潺，凝眸仰望，一栋栋高楼绕城转，侧眸近看，几许花发染鬓角，四季朝暮里，诸多诊疗治病的精彩瞬间成为美好往事，诸多诊察病情的惊魂未定，层叠了时光，他踏着轻影奔波于患者间，走过纷扰忙碌的一生，怀感恩欢喜之心，携坦然淡泊之情。亲患者、近自然、知进退、修内涵，是张万昌的人生观，知足的人生最幸福，懂得的遇见最温暖，前路期许，人生绚丽，时光不老，岁月静好。

《杞医神韵——全国基层名老中医药专家张万昌学术经验传承》一书体现了他的临床辨证治病优势，祖国医学历史悠久，博大精深。张万昌为患者治病的忘我精神，是我们取之不尽用之不竭的宝贵财富，我们要努力弘扬他的精神，认真传承和守护这份精神财富，用心珍惜并运用他的学术思想，这些学术思想需要我们钻研探索。张万昌的生命如花，人生如梦，就算身处坎坷泥泞，即使生命之路迷茫，他还是循着心中的那点阳光，把困境当作历练，把挫折当作滋养，怀着萌芽绽放的心境默默前行，用积极乐观的心态，面对遭遇，行得坚定执着，活得有光有热，不负时光韶华，不负初心挚爱，染眸十分笑，期盼万分安。

前　言

　　一缕春风，十里柔情。中医药柳绿温婉，中医药将诗梦摇曳枝头，中医药将柔情和软语氤氲空间。中医药又一次迎来天时、地利、人和的发展机遇，张万昌医案正像那抹新绿，一点点由小到大，由淡成浓，由浅入深，葳蕤成豪放浪漫的繁盛，一次次的为花衬色，一份份医案，为我润喉，为你助威，您潇洒成淡泊豁达的姿态；一步步走过春、熬过夏、迈过秋、度过冬，为了自己的学子安然成恬逸娴静的样子。

　　恰是那抹新绿，以生命的温柔情怀，以微妙的惬意笑脸，迷了学员与患者的心情，醉了学员和患者的流年，成为季节最婉约缱绻的风韵和深切浓郁的情感。演绎最长情的告白，诠释最丰厚的馈赠，彰显最唯美的底色，倾诉最绵长的温柔，呈现最美丽的风景。

　　也是那抹新绿，演化成生命之色，温柔了灵魂之美。素淡优雅，温润婉约，精致灵秀，清丽明媚，蕴了情怀的诗，染了灵魂的香，含了禅意的念，丰盈了时光的色彩，填补了生命的氛围。芳草嫩嫩萋萋，细流绵绵依依，学员蓬勃的心事，岁月甜恬的童话，生命温柔的情怀，日子暖暖的诗意，医道悠远的希望，绵绵的，润润的，惊艳了时光，装扮了岁月，本医案撑起了景色的姿态，温柔了眼眸和心情，愿学子春雨洗净尘埃，前路不负春色，时光报以温柔，岁月付以安暖。

　　本书本着从严、从验、从简的原则，力求内容与时俱进。本医案系张万昌多年临床验证，所用配方以古代医家在民间相传之古方为主,用之久远、使之于民,具有配伍简练、疗效显著等特点,并在防病治病中发挥着越来越重要的作用。张万昌主任医师从医40余载,经历愈多,经验愈丰,求医者众多,络绎不绝,成效显著,他的行医特点是既要方便患者就诊,减轻其经济负担,又要提高疗效。有鉴于此,编者基于其授课经验,验证筛选,总结整理,几经易稿,始编《杞基神韵——全国基层名老中医药专家张万昌学术经验传承》一书。

本书共分七章,第一章为临床案例,介绍临床各科的常见病、多发病和部分疑难杂症的治疗经验,每个病例按照临床表现、辩证、诊断、治法、方药、注意事项、体会等依次排列,条分缕析,井然有序,有些验方屡试屡验,疗效显著;第二章介绍了枸杞茶饮;第三章为中药枸杞膏方的制作与临床应用,旨在对道地珍品中宁枸杞进行深度挖掘与利用;第四章为专题讲座;第五章为对中药新产品"中宁枸杞养生膏"的临床疗效观察;第六章为发表论文;第七章为发明专利产品。

本书虽几经易稿,力求无误,但由于作者学识浅薄,经验不足,存在的遗漏和错误,恳请同仁高贤和广大读者不吝教言,批评斧正为幸。

蒋正国

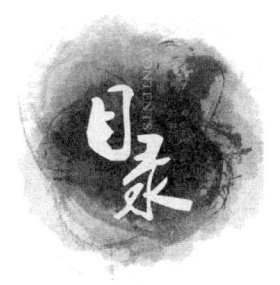

第一章 临床案例

第一节 气滞血瘀型胸痹心痛的辨证治疗 ………… 001

第二节 肝郁血瘀型胸痹心痛的辨证治疗 ………… 004

第三节 痰瘀互结型胸痹心痛的辨证治疗 ………… 007

第四节 心脾两虚型心悸的辨证治疗 ………… 010

第五节 风痰上扰型眩晕的辨证治疗 ………… 013

第六节 痰瘀互结型眩晕的辨证治疗 ………… 016

第七节 外感风寒型口僻的辨证治疗 ………… 019

第八节 气虚血瘀型中风的辨证治疗 ………… 023

第九节 阴虚型便秘的辨证治疗………… 026

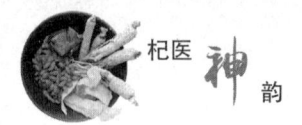

第十节 脾虚气滞型便秘的辨证治疗……028
第十一节 风热犯肺型咳嗽的辨证治疗……031
第十二节 痰浊阻肺型肺胀的辨证治疗……034
第十三节 风寒痹阻型项痹病的辨证治疗……039
第十四节 气滞血瘀型项痹病的辨证治疗……042
第十五节 风寒湿痹型漏肩风的辨证治疗……045
第十六节 肝肾亏虚型膝痹病的辨证治疗……048
第十七节 瘀血阻滞型腰痛的辨证治疗……051
第十八节 风寒湿痹型痹病的辨证治疗……053
第十九节 火毒炽盛型蛇串疮的辨证治疗……056
第二十节 血虚寒凝型胞衣不下的辨证治疗……059

第二章　枸杞茶饮：针对不同体质人群的养生调理方案

……062

第三章　中药枸杞膏方的制作与临床应用

第一节 中药枸杞膏方的传统制作技艺……070
第二节 枸杞膏方的临床配伍应用……073

第四章　专题讲座

第一节 耳鸣的中医药防治……086

第二节　妇女更年期综合征的中医药防治……………… 090

第三节　颈椎病的中医干预方案…………………………… 097

第四节　慢性疲劳综合征的中医干预方案………………… 099

第五节　失眠症的中医干预方案…………………………… 105

第六节　枸杞养生膏的临床应用…………………………… 111

第五章　临床疗效观察

第一节　枸杞养生膏治疗2型糖尿病的临床疗效观察…… 120

第二节　枸杞养生膏治疗高脂血症的临床疗效观察……… 125

第三节　枸杞养生膏治疗高血压的临床疗效观察………… 130

第六章　相关论文

第一节　小针刀治疗第三腰椎横突综合征110例………… 136

第二节　自拟通淋排石汤治疗泌尿系结石86例…………… 139

第三节　推拿配合针刺治疗颈性头痛82例………………… 142

第四节　牵引、推拿及穴位注射治疗神经根型颈椎病156例

………………………………………………………………… 145

第五节　中医学气与针灸关系的浅析……………………… 19

第六节　梅花针合舒筋正骨术治疗瘀滞型肩周炎124例临床观察……………………………………………………………… 153

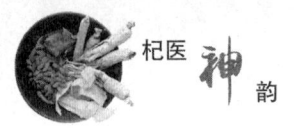

第七节　针刺治疗末梢神经炎 96 例 …………… 157

第七章　中宁枸杞发明专利产品

第一节　一种中宁枸杞胶及其制备方法………… 160

第二节　一种药食两用的枸杞养生膏及其制备方法……… 176

后　　记……………………………………………… 223

第一章　临床案例

第一节　气滞血瘀型胸痹心痛的辨证治疗

患者　罗××,女,48岁,已婚。

初诊时间　2021年5月15日。

主诉　胸痛10天,近3天加重。

现病史　10天前自觉胸闷,偶有微痛,近3天来疼痛加重,并连及背部,痛有定处,如锥刺感。

现症见　平素睡眠差,多梦、心悸、心慌、烦躁、气短等。到县医院查治无效,遂来我院我科就诊。

既往史　否认高血压、糖尿病病史,无外伤、手术、输血史,无肾炎、肝炎、结核等病史。无药物及食物过敏史。

查体　五官端正,发黑秀密,两眉浓密;两侧瞳孔等大等圆,巩膜无黄染,双目自觉暗黑,查视力尚可;两侧外耳郭及边缘整洁润泽,听力正常;鼻中隔居中,鼻黏膜无充血或水肿,嗅觉灵敏;咽喉部无充血或水肿,功能均正常;上下口唇暗紫,牙齿无脱落,口腔黏膜无溃疡,气管正中位;胸廓及双侧乳房均正常,肝肋缘未触及,腹部平软;四肢关节活动自如,余(-)。

舌象　舌质青暗,舌苔厚。

脉象　弦紧、浮数。

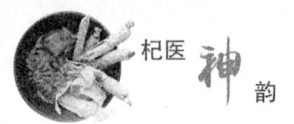

二便 大便爽利,量多,一日一行。小便量少,一日3~4次。

辅助检查 心肺功能检查(-)。肝、肾、胆B超:未见异常。各项生化指标未见异常。血压:125/85mmHg。

辨证 气血不旺,血行不畅,血脉瘀阻,故而胸痛。心脉瘀阻,血不营心,心失所养,故而失眠。脉滞血少,心气不足,运行涩滞,故而心悸。气血虚弱,推动无力,运行受阻,故见舌质青暗,舌苔厚,脉弦紧而浮数。

诊断 中医诊断:胸痹心痛(气滞血瘀型);

西医诊断:胸痛待查。

治法 行气活血、化瘀止痛。

方药 血府逐瘀汤加减:桃仁10g、红花10g、当归10g、赤芍10g、川芎10g、生地黄10g、桔梗10g、柴胡10g、川牛膝15g、甘草3g、合欢皮30g、夜交藤30g。5剂,每日1剂,水煎200mL,分两次早晚温服。

复诊 2021年6月7日。服药5剂,心悸、胸痛症状基本消失,失眠、多梦等症状亦有明显好转。在单位体检中发现血糖稍高,及近期劳累过度、精神紧张,再次出现胸痛不适,心中忧虑,故再次前来诊治。

观患者舌质仍青暗,语音洪亮,面容焦虑,守前方去夜交藤,加龙眼肉10g、酸枣仁15g、玫瑰花10g,以交通心肾、安神定志。

方解 方中当归补血、活血、止痛,引血归经入血分,与赤芍、川芎、生地黄同用,曰四物汤,是补血之基础方,功专补血。症见血瘀痛盛、胸闷等,可加桃仁、红花,曰桃红四物汤,不仅能补血、活血、止痛,亦能通络。川牛膝与诸药配伍,共奏标本兼治之功,对眩晕、失眠、心绞痛等有一定疗效。桔梗可宽胸,对胸闷不畅、痛如锥刺者有引药直达病所之功。柴胡升举阳气,治眩晕。合欢皮解郁安神、活血化瘀、宁心定志,安和五脏,使人心志欢悦。复诊方中去夜交藤,加龙眼肉、酸枣仁、玫瑰花,可奏解郁定神、养心安眠之效,对心悸、心慌、气短等有专功。甘草调和诸药,以增强疗效,达到愈病之目的。

注意事项　治疗期间,以易消化清淡食物为主,禁食生冷、刺激及油腻食物。注意保暖,防感冒,畅情志,适量运动。

体会　《医宗必读》曰:"通则不痛,痛则不通。"胸痛由瘀所致,病机复杂,疾病相互转化,治疗时应兼顾。血瘀致胸痛,是气血失和,由"瘀"向"郁"逐渐演变,成为患者睡眠差的重要因素。"不寐"一词,早在《黄帝内经》中就有记载,称"不得眠""不得卧",在《难经》中称"不寐"。本证临床初诊主症表现为胸痛,次症表现为睡眠差和多梦,正所谓"初为气结在经,久则血伤入络",因此其存在"郁"和"瘀"两种不同的病机,初起表现为气滞,逐渐演变为血瘀证型。故治宜理气化瘀,方用血府逐瘀汤加减。

血府逐瘀汤为清代王清任《医林改错》中的名方,有活血化瘀、行气止痛之功,可治疗血瘀所致的头痛、胸痛、失眠、急躁易怒、入暮潮热等症,但辨证必须为血瘀所致。除上述症状外,还有唇暗或两目暗黑、舌质青暗,或舌有瘀斑、瘀点,脉弦紧或浮数等症状。现代用于冠心病心绞痛、胸部挫伤、肋软骨炎引起的胸痛,或脑血栓形成、高血压、高脂血症、神经症,脑震荡后遗症之头痛、头晕、失眠属瘀阻气滞者常常取得良好的效果。

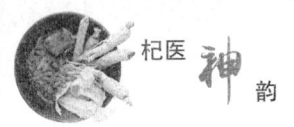

第二节 肝郁血瘀型胸痹心痛的辨证治疗

患者 周××,女,56岁,已婚。

初诊时间 2021年6月4日。

主诉 阵发性胸闷、心前区隐痛2个月,加重3天。

现病史 2个月前因劳累情志不舒,时感胸闷、心前区隐痛,持续约30秒,同时伴有头晕头昏,遂到私人诊所治疗。诊断为"冠心病,不稳定型心绞痛",给予阿司匹林肠溶片、酒石酸美托洛尔片、参松养心胶囊,效果尚可。

现症见 因情绪激动引起心前区阵发性闷痛,左臂麻木,头晕头昏,气短,恶心,纳差,入睡困难,口服上述药物无效,遂来我院我科就诊。

既往史 高血压病史5年,血压最高160/95mmHg,间断口服坎地沙坦酯片(一天一次,8mg);否认糖尿病等病史,否认手术史、外伤史、输血史。否认药物、食物过敏史。

查体 患者发育正常,营养良好,神志清楚,两目乏神;语言清晰,呼吸平稳,面色红润,动作灵活;头颅圆整,头发花白而稀疏;耳郭色泽无华,边缘整洁;查视力尚可,瞳孔等大等圆,对光反射存在;鼻中隔居中,鼻黏膜无充血或水肿,呼吸正常;上下口唇轻度发绀(紫绀),牙齿部分脱落,口腔黏膜无溃疡;咽喉无充血或水肿,功能正常,气管正中位;胸廓正常,两侧乳房无结节,肝肋缘未触及,腹部平软;四肢关节活动灵活。

舌象 舌质暗,苔白腻。

脉象 弦、涩。

二便 正常。

辅助检查 心电图：窦性心律。腹部彩超（肝、门静脉、胆、胰、脾、双肾声像图）：未见异常。血常规、肝功能、肾功能、血糖、血脂、心肌酶等各项检查：未见明显异常。血压155/90mmHg。脉率65次/分。

辨证 情志不舒，肝失疏泄，气机郁滞，心脉不和；阴亏不能制木，木旺化风，风壅心络，故心胸满闷，隐痛阵发，遇情志不遂时容易诱发或加重。肝气失疏，脾胃失和，胃为中枢，风邪必过阳明而后上旋，必头晕。阳明为十二经脉之海，所以左臂麻木，可兼纳差、不思饮食；母病及子，故睡眠欠佳；此外，结合唇色及舌脉，还兼见血瘀，故辨证为肝郁血瘀。

诊断 中医诊断：胸痹心痛（肝郁血瘀型）；

西医诊断：1.冠心病，不稳定型心绞痛；

2.高血压。

治法 疏肝解郁、化瘀止痛。

方药 桃红四物汤加减：丹参20g、桃仁10g、红花10g、川芎10g、赤芍10g、枳壳10g、桔梗10g、郁金10g、香附10g、细辛3g、高良姜10g、白芷10g。共7剂，每日1剂，水煎200mL，分两次早晚温服。

复诊 2021年6月24日。服上述药物后症状明显改善，近半月未再发作，饮食及睡眠欠佳，口唇轻度紫绀，舌质暗，苔白厚腻，脉细软。在上方基础上加砂仁10g、白术10g、半夏15g、陈皮15g、龙骨（先煎）30g、牡蛎（先煎）30g、合欢皮15g、远志15g，继服7剂。

三诊 2021年7月8日。患者自诉服上述药物后，偶有胸闷、心前区不适，饮食及睡眠改善，诉梦中有时如行走在悬

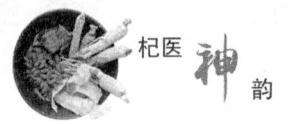

崖上,忽有掉崖感,舌质改善明显,厚苔较前减少,在原方基础上加酸枣仁20g,继服7剂。

四诊 2021年7月23日。患者自诉上述症状明显改善,胸闷、隐痛、心前区不适等未再发作,大便微干,脉沉缓,苔薄黄,上方去香附、细辛、高良姜,加大黄3g,继服7剂。

方解 方中丹参活血祛瘀、通经止痛,清心除烦、凉血消痈,治胸闷不解、头晕头昏。桃仁、红花、川芎、赤芍活血化瘀;枳壳、桔梗、香附、郁金疏肝理气。细辛、高良姜、白芷宣痹止痛,共奏疏肝解郁、理气活血之功,治疗肝郁血瘀、胸阳不展之胸闷、气憋、胸痛。复诊时患者纳差、睡眠欠佳,舌质暗,苔厚腻,脉细软,考虑患者气滞血瘀、脾失健运,以上方加助脾运及镇静安神之品。三诊时患者夜寐好转,诉梦中有时如行走在悬崖上,忽有掉崖感,故加酸枣仁以养血安神。四诊时患者诸症明显减轻,大便微干,苔薄黄,脉沉缓,考虑有化热之象,故减香附、细辛、高良姜等辛温之品,酌加大黄以通便泻热逐瘀。

注意事项 治疗期间注意保暖,避免受凉,畅情志,忌情绪激动,适量运动。以易消化食物为主,禁食油腻、生冷之品。

体会 胸痹一病多责之于肝郁血瘀,闭阻胸阳,致胸痛、胸闷、气憋等,患者有唇部色素沉着、心前区隐痛等症,属肝气郁滞之象。

胸痹多发于中老年人。《黄帝内经》云:"年四十,而阴气自半也,起居衰矣。"正气虚,内外之邪遂得以趁虚而瘀阻于心脉,则胸闷、心痛作矣。轻者仅感胸闷、短气、心前区不舒,背肩胛间隐痛、刺痛、绞痛,历时数秒钟或数分钟,服硝酸甘油后症状可迅速缓解,但多反复发作。《杂病源流犀烛》云:"心痛之不同如此,总之七情之由作心痛。"情志抑郁,气滞上逆,胸阳失展，血脉不和，常胸闷隐痛，善太息。肝气郁结，木失条达，每易横逆犯脾，有时可兼有脾胃气滞之证。本例患者心血瘀阻，肝失疏泄，脾胃失和，治宜化瘀止痛、疏肝解郁，取得良效。

第三节　痰瘀互结型胸痹心痛的辨证治疗

患者　王××，女，64岁，已婚。

初诊时间　2021年9月27日。

主诉　阵发性胸闷、胸痛、气短1年，加重伴喘促咳嗽3天。

现病史　患者1年前因过度劳累出现胸闷、胸痛、气短，未经治疗，逐渐加重，家属遂送往医院诊治，被诊断为冠心病、急性下壁心肌梗死，经行冠状动脉支架置入术好转出院。出院后规律口服硫酸氢氯吡格雷片、阿司匹林肠溶片、阿托伐他汀钙片、琥珀酸美托洛尔片，但胸闷、胸痛症状仍时有发作。

现症见　因情绪激动，胸闷、胸痛、气短症状加重，伴喘促咳嗽，胸部闷痛，气喘明显，动则喘息气急，咳痰质黏，双下肢轻度浮肿。口服硝酸异山梨酯片，症状无明显改善，且患者头胀痛不能耐受，饮食一般。

既往史　否认高血压、糖尿病和传染病等病史。否认药物及食物过敏史。

查体　患者发育正常，营养良好，神志清楚，两目乏神；语言清晰，呼吸平稳，面色红润，动作灵活，反应一般；头颅圆整，头发花白，两眉稀疏；双目视物自觉暗黑，瞳孔对光反射正常，巩膜无黄染,查视力尚可;耳郭色泽少华,边缘整洁,听力正常,外耳道无流脓;鼻中隔居中,嗅觉灵敏,鼻黏膜无充血或水肿;口唇轻度紫绀,牙齿大部分脱落,佩戴义齿,口腔内黏膜无溃疡,咽喉部无充血或水肿,扁桃体不肥大,气管正中位;胸廓及双侧乳房均正常,肝肋缘未触及,腹部平软;四肢关节活动自如,余(-)。

舌象 舌质暗红、有瘀斑,苔淡黄浊腻。

脉象 细、弦。

二便 大便正常,一日一行,小便一日2~3次。

辅助检查 心电图:Ⅱ、Ⅲ、aVF 导联 T 波倒置,ST 段下移 0.1mV。血压 125/80mmHg。呼吸 78 次/分。

辨证 本案初诊以胸闷、胸痛、气短,伴喘促咳嗽为主诉,此乃肺之气阴亏虚,宣肃失司,为痰浊壅肺之证。初诊时未见胸部憋闷、疼痛等胸痹之症,但患者既往有冠心病及心肌梗死病史,舌质暗红、有瘀斑,舌苔浊腻,提示存在胸阳不振、痰瘀交阻、心脉不利之病理改变。

诊断 中医诊断:胸痹心痛(痰瘀互结型);

西医诊断:1.冠心病,不稳定型心绞痛;

2.陈旧性下壁心肌梗死;

3.经皮冠状动脉介入治疗术后;

4.心功能Ⅱ级。

治法 宽胸化痰、祛瘀开痹。

方药 瓜蒌薤白半夏汤加减:瓜蒌 8g、薤白 15g、半夏 15g、石菖蒲 10g、丹参 20g、川芎 15g、桃仁 15g、红花 15g、黄芪 20g、党参 15g、远志 10g。5 剂,每日 1 剂,水煎 200mL,分两次早晚温服。

复诊 2021 年 10 月 2 日。服药 5 剂,胸闷、胸痛改善,咳痰减少,质稠转稀,但仍有活动后喘促加重,双下肢仍轻度浮肿,便溏,日行3次,苔薄黄、质红、脉滑。原方调整为黄芪25g、瓜蒌10g,加当归15g、紫苏子15g,以助行气活血,继服5剂。

三诊 2021年10月8日。服药5剂,精神及纳食正常,二便通调,适量运动自测心率每分钟70次左右,无胸闷、胸痛、气喘,双下肢浮肿消退,舌质暗,苔淡黄薄腻,脉略弦、滑。转以补肺养心为主治疗。其方如下:炮姜3g、炙黄芪20g、炒白术12g、法半夏10g、薤白10g、砂仁(后下)5g、泽泻15g、石菖蒲6g、红花6g、炙甘草5g、丹参10g、党参15g。5剂,每日1剂,水煎200mL,分两次早晚温服。

方解 方中石菖蒲、远志宽胸散结、化痰泄浊;丹参、川芎、桃仁、红花行血祛瘀;紫苏子宽胸行气;党参、黄芪补益心肺之气,以防喘脱之变。三诊时,喘息、胸闷、胸痛、咳痰等标实之症缓解,故转从本虚治疗。药用党参、黄芪、当归、白术等补养心肺,益气养阴,祛邪,少佐化痰祛瘀、宽胸行气之品。

注意事项 治疗期间注意保暖,避免受凉,防感冒,畅情志,适量运动。禁食生冷刺激及油腻食物,以易消化、清淡食物为主。

体会 胸痹的基本病机为上焦阳气不足,下焦阴寒气盛,即《金匮要略》所说的"阳微阴弦",属本虚标实之证。阴寒、痰浊、瘀血相互为患为其主要病理因素,宽胸化痰、祛瘀开痹为主要治疗法则。从脏腑辨证角度而言,冠心病胸痹的病位主要在心,系心脉闭阻不通为患。但从临床实践来看,这绝非心经病变所能概括,表现为多脏同病者甚多,此例即为心肺同病。心为君主之官,肺为相傅之官,心主血脉,肺主治节,两者相互协调,气血运行自畅。若心病不能推行血脉,肺气治节失

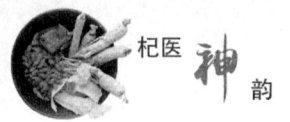

司,则血行瘀滞,痰浊内生,心脉闭阻,肺失肃降,故采用心肺同治之法而获效。治心者,在于宽胸开痹,通利心脉;治肺者,一则化痰泄浊以助通降,再则补气益肺以助宗气。

第四节　心脾两虚型心悸的辨证治疗

患者　王××,女,54岁,已婚。
初诊时间　2021年8月26日。
主诉　间断性心慌、心悸1个月。
现病史　患者自诉1个月前无明显诱因出现心慌、心悸,间断性发作,未予重视,误认为是服用抗抑郁药物及抗帕金森病药物所致。3天前当地社区体检时,心电图提示心房颤动,生化检查提示肝肾功能受损(具体数值不详)。患者遂就诊于我院我科门诊。

现症见　心悸、心慌,活动后加重,伴汗出、气短,无胸闷憋气,无胸痛,无恶心、呕吐,无肢体活动障碍,饮食一般,睡眠欠佳,入睡困难,梦多,听诊可闻及心房颤动,偶发室性期前收缩(室性早搏)。

既往史　高血压病史5年,血压160/90mmHg,规律口服硝苯地平缓释片30mg/d,血压控制尚可;陈旧性脑梗死病史6年,未遗留后遗症,间断口服脑卒中二级预防药物;帕金森病病史3年,间断口服多巴丝肼;焦虑症2年,间断口服劳拉西泮、盐酸舍曲林。否认冠心病、糖尿病病史;否认手术、外伤、输血史;否认药物及食物过敏史。

查体 患者发育正常,营养一般,神志清楚,两目乏神,焦虑状面貌;语言清晰,呼吸平稳,面色红润;头颅圆整,头发花白,两眉稀疏;两侧瞳孔对等,视力尚可,巩膜无黄染;两侧耳郭色泽少华,边缘整洁,听力正常,外耳道无流脓;鼻中隔居中,鼻黏膜无充血或水肿,嗅觉正常;上下唇轻度紫绀,牙齿部分脱落,佩戴义齿,口腔黏膜无溃疡,咽喉无充血或水肿;气管居中;动作灵活,反应一般。

舌象 舌质暗红,苔白。

脉象 细、涩。

二便 大便干结难解,平均3~4天一行,小便每晚3~4次。

辅助检查 心电图异常,两肺听诊正常,肝、胆、肾B超未见异常,各项生化指标未见明显异常。

辨证 从本案观之,患者多属虚证。患者心悸,活动后尤甚,伴汗出、气短、纳少、夜寐欠安,再合舌脉,当辨为心脾两虚型心悸。

诊断 中医诊断:心悸(心脾两虚型);

西医诊断:1.心律失常,心房颤动,偶发室性早搏;

2.高血压2级;

3.陈旧性脑梗死;

4.抑郁症;

5.焦虑症。

治法 健脾益气、活血安神。

方药 归脾汤加减:黄芪30g、白术15g、茯苓20g、酸枣仁20g、远志10g、生地黄20g、当归20g、炙甘草5g、赤芍20g、川芎30g、郁金10g。共7剂,每天1剂,水煎200mL,分两次早晚温服。

复诊 2021年9月9日。患者自诉症状较前略改善,听

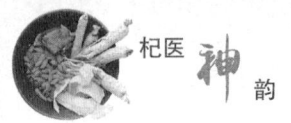

诊仍有心房颤动,室性早搏暂未闻及;考虑患者口服多种药物,必然损伤肝肾,故在改善症状时兼顾调理其肝肾功能。其方如下:柴胡10g、枳壳10g、枳实10g、炙甘草10g、白芍10g、川芎5g、香附10g、蒺藜15g、夜交藤30g、合欢皮30g、丹参10g、党参10g、黄精(酒)15g、三七粉(冲服)3g、琥珀(研末冲服)3g、甘松10g。共5剂,每天1剂,水煎200mL,分两次早晚温服。

三诊 2021年9月16日。复查肝肾功能,各项指标恢复正常,患者自诉心悸、心慌症状改善明显,继服初诊时药方7剂。

方解 方中黄芪、白术、炙甘草补气健脾;当归、生地黄补血养心,酸枣仁、茯苓、远志宁心安神;赤芍、川芎、郁金行气活血。组合成方,心脾兼顾,气血双补,活血安神。复诊以调理肝肾、通畅气机为要,枳实、枳壳、柴胡、川芎、香附等均有行气散痞、消积化痰、疏肝解郁、燥湿化饮之功;党参、黄精、炙甘草等益气健脾、祛邪补虚以养血养心;丹参、三七粉活血通经、清心除烦、祛瘀疏肝;夜交藤、合欢皮、琥珀、甘松等镇惊安神、宁心益精、交通心肾。

注意事项 治疗期间注意保暖,避免受凉,防感冒,畅情志,适量运动。禁食生冷刺激及油腻食物,以易消化、清淡食物为主。

体会 心悸的病因主要是体质素虚,情志内伤,以及外邪侵袭,此三者互相影响,互为因果,有主有从。其中体质素虚是发病的根本,心悸病位在心,但亦常与其他脏腑有密切关系。其病机变化之外,虚实两端,虚为气、血、阴、阳亏虚,以致心气不足或心失所养,实则多为痰饮内停或血脉瘀阻,以致心脉不畅、心神不宁。虚实常相互夹杂,虚证之中常兼痰浊、血瘀或水饮。因此,益气养血、滋阴温阳、涤痰化饮、活血化瘀为治疗心悸的主要治则,辨证准确,故疗效较为满意。

第五节　风痰上扰型眩晕的辨证治疗

患者　王×,女,35岁,已婚。

初诊时间　2021年5月10日。

主诉　头晕、乏力、口干,伴双下肢无力1周。

现病史　患者自诉1周前因夜间口干吃冰冻水果后,晨起出现头晕、耳鸣、口干、疲乏、双眼视物模糊、双下肢无力等症状,行走如踩棉花,头重如裹。自行口服银杏叶提取物后症状未见缓解,今感上述症状明显加重,遂来我院我科就诊。

现症见　头晕、耳鸣、乏力、口干、口苦、双眼视物模糊,晨起胃脘部胀闷不适,下午轻松,伴双下肢无力,平素心烦易怒、纳差、睡眠可、二便调。

既往史　否认高血压、冠心病、糖尿病等病史,否认肝炎、结核等疾病及接触史,无手术、外伤、输血史。否认食物及药物过敏史。

查体　五官端正,发黑秀密,两眉清秀,两侧瞳孔等大等圆,巩膜无黄染,双目视物模糊,查视力尚可;两侧外耳郭及边缘整洁润泽,两侧外耳道无流脓,听力正常;鼻中隔居中,鼻黏膜无充血、无异物,嗅觉灵敏;上下口唇红紫,牙齿无脱落;咽喉部无充血或水肿,功能均正常,气管正中位;胸廓及双侧乳房均正常,肝肋缘未触及,腹部平软;四肢关节活动轻度受限,余(-)。颈部棘突及棘旁压痛(±),椎间孔挤压试验(±),双侧臂丛神经牵拉试验左侧(+),双侧椎动脉挤压试验(-)。

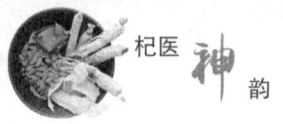

舌象 舌质暗红,苔白略厚。

脉象 弦、浮。

二便 大便日行一次,小便一日2~3次。

辅助检查 颈椎正位、侧位、双斜位、张口位片示:颈椎骨质增生。心电图:窦性心律。腹部彩超(肝、门静脉、胆、胰、脾、双肾声像图):未见异常。血常规、肝功能、肾功能、血糖、血脂、心肌酶等各项检查:未见明显异常。血压125/85mmHg。

辨证 患者过食生冷加之夜间感受风寒湿邪,邪阻经络,饮食不规律,脾胃受损,饱食伤脾、饥饿伤胃,寒湿入络损伤脾阳,寒邪凝滞致使胃气不升、浊气不降,故而眩晕、耳鸣,双目视物模糊,头重如裹,行走如踩棉花。午后借助外界阳气,体内脾阳渐生,故症状减轻。平素心烦易怒,怒则肝气上冲,气血涌于头部,头为清阳之窍,故头晕。四诊合参,当辨为湿困脾胃、风痰上扰。

诊断 中医诊断:眩晕(风痰上扰型);

　　　　西医诊断:1.梅尼埃病;

　　　　　　　　2.颈椎病;

　　　　　　　　3.耳石症。

治法 健脾利湿、化痰息风。

方药 半夏白术天麻汤加味:法半夏6g、炒白术12g、天麻15g、云茯苓10g、柴胡6g、甘草6g、苍术10g、厚朴15g、防风12g、肉桂5g、黄芪15g、枳实6g。共5剂,每日1剂,水煎200mL,分两次早晚温服。

配合中医治疗,采用颈项推拿(后枕部推拿)、普通针刺(项丛刺、脊柱夹脊穴排刺、腹针疗法)、电针治疗,以舒筋通络止痛;凡士林擦后背,以温通经络,缓解局部肌肉痉挛;艾灸、红外线治疗以温经通络。

复诊 2021年5月15日。患者一般情况尚可,神志清,精神可,自述偶感头晕,无乏力、口干、口苦、口渴等。双眼视物模糊症状改善,耳鸣症状减轻,双下肢有力。复诊予以穴位(肺俞_{双穴}、足三里_{双穴}、三阴交_{双穴})强刺激以通络、振奋阳气。查体:颈部棘突及棘旁压痛(±),椎间孔挤压试验(±),双侧臂丛神经牵拉试验左侧(±),双侧椎动脉挤压试验(-)。中药以散寒除湿、活血通络为主。其方如下:法半夏6g、炒白术12g、天麻15g、云茯苓10g、桃仁10g、甘草6g、苍术10g、厚朴15g、红花12g、肉桂5g、鸡血藤15g、益母草10g。再进5剂,以巩固疗效。

方解 方中法半夏辛、温,燥湿化痰、降逆散瘀、消痞止痛,为治湿痰、寒痰之要药。防风、天麻祛风解表,胜湿止痛,止痉;肉桂补火助阳,引火归元;黄芪补气升阳,生津养血;枳实破气消积,化痰散痞。以上诸药相配伍,共奏健脾利湿、行痞升阳、通络止痛、温经散寒之效。

注意事项 做好保暖,避免受凉,防感冒,畅情志,适量运动。治疗期间以易消化、清淡食物为主,少吃油腻、生冷食物。

体会 本例患者系食生冷食物使寒气直中入里,既往饮食不规律致脾虚,虚则运化津液功能受损,水湿内停,聚而成痰,此为"脾为生痰之源"之病机。中医认为痰湿随气而至,无处不到:流于脑部,阻碍清阳,则头晕;大怒伤肝,感受风寒则常常引动肝风,外风亦可引动内风,风性轻扬上升,善行数变,易袭阳位,夹痰上扰清窍,故头晕、耳鸣;湿性黏腻重浊,病体缠绵难愈,故患者头重如裹,头重脚轻,符合半夏白术天麻汤的治疗证型,故以此为底方辨证加减。

耳石症必须先用手法复位,再根据中医辨证为痰浊上扰清窍,用法半夏、炒白术、天麻以化痰祛浊、息风止眩,再配以针刺穴位,以通经止痛、息风通络。

第六节　痰瘀互结型眩晕的辨证治疗

患者　张××,女,70岁,已婚。

初诊时间　2022年3月29日。

主诉　发作性视物旋转、头晕头昏、恶心、呕吐、四肢发麻1周。

现病史　1周前无明显诱因出现视物旋转,头晕头昏,恶心呕吐,呕吐物为胃内容物,四肢发麻,到药店购买药物(具体不详)口服后症状未见改善。今为求系统治疗,遂来我院我科就诊。门诊以"后循环缺血"收治。

现症见　偶有胸闷气短、心悸心慌,口干口苦,食欲不振,食后腹胀,上腹部压痛阳性,睡眠差,梦多。

既往史　患有糖尿病半年,口服阿卡波糖、二甲双胍降血糖;慢性胃炎病史多年;失眠病史1年。否认冠心病、高血压病史。否认肝炎、结核等传染病病史。无外伤、手术及输血史。对头孢菌素类药物过敏,无食物过敏史。

查体　意识、言语清楚,查体配合。定向力正常,双侧额纹对称;眼睑无下垂,双眼无凝视,视力视野粗测正常,眼震(-),双侧瞳孔等大等圆,大小约3mm,双眼对光反射灵敏;无口眼㖞斜;两侧耳郭边缘整洁,外耳道无流脓,听力正常;鼻中隔居中,鼻黏膜无充血或水肿;伸舌居中,牙齿部分脱落,佩戴义齿;口唇青紫,口腔黏膜无溃疡,吞咽未见饮呛,咽喉部无充血或水肿,气管居中;肌肉无萎缩;腹部压痛阳性;肝脾未触及;肱二头肌、肱三头肌反射存在;双下肢活动受限,双下肢肌力5⁻级,双侧快速轮替试验协调、流畅;双侧痛温觉、位置觉正常;膝腱、跟腱反射存在;髌阵挛(-);踝阵挛(-);双侧巴宾斯基(Babinski)征(-),颈软,克尼格(Kernig)征(-),布鲁津斯基(Brudzinski)征(-)。胃脘部压痛阳性,反跳痛阴性。

舌象 舌质暗红,苔白厚腻。

脉象 涩。

二便 正常。

辅助检查 餐后血糖14.2mmol/L。心电图:窦性心律,T波低平(V_4、V_5)。脉率65次/分;呼吸20次/分;血压128/80mmHg。2022年3月30日查血钾2.54mmol/L;2022年4月1日复查血钾2.83mmol/L;2022年4月2日复查血钾2.83mmol/L;2022年4月4日复查血钾3.68mmol/L。

辨证 患者年事已高,肾精亏虚,肾为先天之本,脾胃为后天之本,后天不足,脾胃受损,运化不及,内生痰浊,中医认为眩晕多痰湿,朱丹溪认为"无痰不作眩",痰蒙神窍,清阳不升,遂发头晕;浊阴不降,则头晕头昏。痰既为病因,亦为病理产物,痰湿易阻碍气机,气机失司,故见视物旋转。舌质暗红,苔白厚腻,脉涩,均为痰瘀阻络之症。

诊断 中医诊断:眩晕(痰瘀互结型);

西医诊断:1.后循环缺血;

2.2型糖尿病;

3.慢性胃炎急性发作;

4.失眠;

5.低钾血症。

治法 化痰息风、祛瘀通络、健脾安神。

方药 半夏白术天麻汤加减：法半夏15g、炒白术9g、天麻10g、茯苓9g、炒桃仁5g、川芎9g、黄芪10g、炒薏苡仁5g、当归6g、炙甘草10g、合欢皮10g、首乌藤9g、龙骨(先煎)30g、牡蛎(先煎)30g、炒酸枣仁20g、龙眼肉10g、丹参9g、厚朴9g、醋香附9g、香橼9g、炒麦芽12g、山楂片12g、鸡内金12g。7剂，每日1剂，水煎200mL，分两次早晚温服。

方解 法半夏辛、温，燥湿化痰，用于风痰眩晕。炒白术甘、温，益气健脾，化脾胃之湿浊，为"补气健脾第一要药"。天麻甘、平，既息肝风又平肝阳，为治中风、肢体麻木、头晕、头昏、头痛之良药。茯苓甘、平，利水渗湿，健脾宁心，用于痰饮眩悸、心神不安、惊悸失眠。炒桃仁活血祛瘀。川芎辛、温，温通经络，既能活血化瘀，又能行气开郁，有上行头目、通络止痛、祛风化瘀之功。黄芪甘、温，生用固表，无汗能发，有汗能止，炙用补中益元气、温三焦、壮脾胃、益心气。炒薏苡仁利湿健脾。当归可用于治疗眩晕心悸，止痛补血、活血调经。炙甘草补气和诸药，使气血安全运行。合欢皮甘、平，有解郁安神、活血消肿之功。首乌藤养血宁心、安神、祛风通络止痛。龙骨镇惊安神、平肝潜阳，用于治疗心神不宁、睡眠差。牡蛎重镇安神，专治心神不宁、惊悸怔忡、失眠多梦等。炒酸枣仁甘、酸，养心阴、补肝血，为养心安神之要药。龙眼肉甘、温，补益心脾、养血安神，常用于气血不足、惊悸怔忡、健忘失眠、血虚萎黄。丹参活血化瘀、通经止痛、清心除烦，作用平和，活血而不伤正，前人有"一味丹参散，功同四物汤"之说，可广泛用于瘀血阻滞多种病症。厚朴苦、辛，燥湿消痰，下气除满。醋香附理气宽中，疏肝解郁。香橼辛、温，疏肝理气，宽中化痰。炒麦芽甘、平,消食健脾,和胃促运,化水谷精微。山楂片甘温而酸,有行气散瘀、化浊降脂的作用。鸡内金甘、平,健胃消食、涩精止遗、通淋化石。

注意事项 注意保暖,避免受凉,防感冒,畅情志,适量运动。以易消化食品为主,禁食油腻、生冷之品。

体会 根据患者病情描述及查体,首先考虑是否有新发脑梗死,急查颅脑CT,提示未见明显异常,故排除危险的疾病,暂以眩晕待查治疗。再考虑患者胃脘部压痛阳性,考虑其恶心呕吐可能与慢性胃炎急性发作有关,给予盐酸雷尼替丁以抑制胃酸分泌、保护胃黏膜,患者症状缓解不明显;急查电解质,提示患者钾离子指标特别低,立即给予患者氯化钾缓释片补钾治疗。

血钾 < 2.5mmol/L 时会表现为全身肌无力,甚至呼吸、吞咽困难,部分患者伴有四肢麻木、肌肉疼痛、恶心、呕吐、食欲不振等表现,有些患者会表现为精神萎靡、反应迟钝、心动过速、房性或室性期前收缩、周期性瘫痪。在临床上各种症状都有可能出现,我们要掌握更多的知识才能适应临床的需求。

第七节　外感风寒型口僻的辨证治疗

患者　李××,女,72岁,已婚。
初诊时间　2021年6月2日。

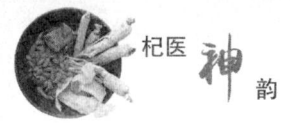

主诉 右侧口眼㖞斜1天。

现病史 患者1天前中午吃饭时出汗受风,出现右侧前额、太阳穴及耳根紧缩疼痛,未予重视,下午逐渐出现口角向左侧㖞斜,右眼睑闭合不全,喝水外漏,吃饭藏食,伴有头痛,项强恶寒,遂来我院我科就诊。

现症见 口角向左侧㖞斜,右眼睑闭合不全,迎风流泪,右侧鼻唇沟、额纹变浅,鼓腮右侧漏气,不能完成吹口哨等动作,伸舌不利。

既往史 否认肝炎、结核等疾病及接触史,无预防接种史,无手术、外伤、输血史。无食物及药物过敏史。

查体 项背部怕凉明显,自觉头胀痛,身微热,咽干口渴。

舌象 舌质暗红,苔白薄腻。

脉象 弦、滑。

二便 正常。

辅助检查 头颅CT检查:脑白质脱髓鞘改变。心电图:窦性心律。腹部彩超(肝、门静脉、胆、胰、脾、双肾声像图):未见异常。血常规、肝功能、肾功能、血糖、血脂、心肌酶等各项检查:未见明显异常。

辨证 患者因饭后出汗感受风邪,包裹不严,风邪外袭,风痰阻于阳明头面经络,经隧不利,筋肉失养,故见患侧前额、太阳穴及耳根紧缩疼痛,口眼㖞斜,面部瘫痪麻木;由于口角歪向一侧,故见另一侧闭目露睛,眼角怕冷,遇风流泪,口角流涎,额纹及鼻唇沟变浅;口角㖞斜甚者,则鼓腮漏气;因感受风寒,风邪侵体,营卫凝滞,故伴有头痛、项强恶寒;舌质暗红,苔白薄腻,脉弦滑,四诊合参,故当辨为太阳外感风寒之证。

诊断 中医诊断:口僻(外感风寒型);

西医诊断：周围性面神经麻痹。

治法　解肌疏风散寒、除痰通络舒经。

方药　葛根加半夏汤合牵正散加味：粉葛根20g、麻黄6g(先煎去沫)、桂枝10g、炒白芍10g、炙甘草6g、生姜10g、大枣6枚(擘)、清半夏12g、天麻10g、僵蚕10g、全蝎3g、白附子10g。3剂，每日1剂，水煎200mL，分两次早晚温服。

配合针刺及刺络放血疗法，针刺长沙市中医院针灸康复科熊健选穴：翳风、牵正、完骨、阳白、鱼腰、丝竹空、睛明、四白、迎香，以上穴位均取右侧；合谷(双)，地仓(双)，颊车(双)，风池(双)，太阳(双)。操作：以上腧穴毫针针刺，急性期轻刺、浅刺，恢复期中等强度刺激，每日1次，每次留针30分钟，针刺后选3~5穴用梅花针叩刺出血，然后拔罐，留罐10分钟。急性期予以耳背静脉放血。

复诊　2021年6月5日。从服第1剂药开始前额即有微汗，至3剂药后，前额、颜面及太阳穴紧缩感消失，遇风流泪明显减少，少量白痰，舌正苔白。前方不变，再进10剂，每日1剂，水煎200mL，分两次早晚温服。

三诊　2021年6月15日。服完上药后，口眼㖞斜及面瘫诸症已愈2/3，眼角渐正，偶有怕凉，遇风流泪消失，白痰，舌质红，苔薄滑微黄，再遵初诊处方，方中白芍易赤芍(去敛阴之白芍，加活血之赤芍)，前方有效，再进10剂，每日1剂，水煎200mL，分两次早晚温服。

四诊　2021年6月25日。口眼㖞斜复正，面瘫诸症全部消失，遇天阴天冷时偶有轻度眼角凉，迎风流泪消失，右侧额面不适明显减轻，而且近日时有额面及全身微汗，舌质红、苔淡，脉弦细滑。治宜调和营卫，益气宣痹。方用黄芪桂枝五物汤合牵正散加味。其方如下:生黄芪40g、桂枝12g、炒白芍20g、生姜15g、僵蚕10g、天麻10g、白附子10g、全蝎3g、大枣8枚(擘)。3剂,每日1剂,水煎200mL,分两次早晚温服。

五诊 2021年6月28日。药后微汗已止,天阴、天冷时诸症消失。停服中药,嘱其防寒保暖,以防复发。

方解 牵正散祛风、化痰、止痉,主治风中经络、口眼㖞斜,所治之证为外风与痰浊相合,阻于经络。本方适用于风痰阻络有寒者,患者往往有面部感受风邪的病史,以突然口眼㖞斜、舌淡苔白为证治要点。方中白附子辛、热,有祛风化痰之功,擅长治头面之风;全蝎、僵蚕均属虫类之药,有祛风搜络通经之功,全蝎通络平息肝风,僵蚕尤长于平化痰饮、祛外风、散热定惊;粉葛根解肌退热,生津止渴,升阳祛邪。清半夏燥湿化饮,消痞散结,降逆;麻黄、桂枝利关节;生黄芪固表;炒白芍健脾益气;生姜温中助阳。上药相配相合,共奏解肌、疏风、散寒、除痰、通络、舒经之效。

注意事项 适量运动,治疗期间注意保暖,避免受凉,畅情志。以易消化、清淡食物为主,禁食生冷刺激及油腻食物。

体会 本病骤发必有体内风痰作祟,而又有外感之邪引动,所以临床治疗既要祛内在风痰,也要疏解外来之邪,祛风痰以牵正散为底方,病机仍属太阳风寒郁表、风痰湿邪阻络,故投《伤寒杂病论》葛根汤治太阳郁表之风寒,加清半夏燥湿化痰、开结疏络。实为《伤寒杂病论》葛根加半夏汤,再用牵正散配天麻及虫类药搜风止痉通络。至四诊太阳郁表之风寒已散,风痰湿邪阻络之象渐退,然出现易有微汗,可知营卫不调,表虚之象渐露,此时面瘫诸症显去,口眼㖞斜显复,故遵有实证便用实药的原则,方随症更,以黄芪桂枝五物汤益气通阳、养血和营,配牵正散、天麻治风痰不尽之邪。几经调治,不但使邪去,而且使正扶。

第八节 气虚血瘀型中风的辨证治疗

患者 杨××,女,55岁,已婚。

初诊时间 2022年3月23日。

主诉 反复头晕、头痛2年,加重伴左足跟疼痛1周。

现病史 2年前无明显诱因出现头昏不适,头重如裹,每日午后出现右侧颞部持续针刺样疼痛,晚间休息后好转,遂来我院我科就诊。行头颅CT示右侧脑室体旁脑梗死,以"脑梗死"收治。

现症见 入院时患者全头昏蒙不适,头重如裹;每日午后出现右侧颞部持续针刺样疼痛,左足跟处疼痛、压痛阳性,行走时不能着地,睡眠差、多梦,晨起口干。

既往史 高血压病史2年,口服硝苯地平缓释片、缬沙坦和氢氯噻嗪片控制血压。否认糖尿病、冠心病病史。否认外伤及手术史。否认药物及食物过敏史。无吸烟史,每周饮酒5~6次,每次约500mL。

查体 患者意识、言语清楚,查体配合。定向力正常,双侧额纹对称,眼睑无下垂,双眼无凝视,视力视野粗测正常,眼震(-),双侧瞳孔等大等圆,大小约3mm,双眼对光反射灵敏;两侧外耳郭正常,边缘整洁,外耳道无流脓,听力正常,无口眼

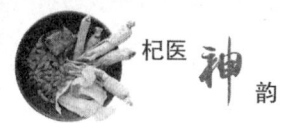

㖞斜;鼻中隔居中,鼻黏膜无充血或水肿,嗅觉灵敏;伸舌居中,牙齿部分脱落,佩戴义齿,口腔黏膜无溃疡,吞咽未见饮呛,咽喉无充血或水肿;气管正中位;肌肉无萎缩;双上肢活动自如;肝、脾未触及;双下肢无水肿,肌力 5^- 级、肌张力正常;双侧指鼻试验稳准,双侧快速轮替试验协调、流畅;双侧痛温觉、位置觉正常;腹壁、肱二头肌、肱三头肌、膝腱、跟腱反射存在;髌阵挛(-),踝阵挛(-);左侧 Babinski 征可疑,颈软,Kernig 征(-),Brudzinski 征(-)。

舌象 舌质暗红,苔白厚腻。

脉象 沉、缓。

二便 正常。

辅助检查 心电图:窦性心律。空腹血糖6.1mmol/L。氧饱和度95%。2022年3月24日查血尿酸524μmol/L;腹部彩超(肝、门静脉、胆、胰、脾、双肾声像图):未见异常。血常规、肝功能、肾功能、血脂、心肌酶等各项检查:未见明显异常。复查血尿酸490μmol/L。脉率70次/分;呼吸19次/分;血压140/90mmHg。

辨证 患者久病伤气,元气亏虚,致气虚不能鼓动血脉,血行乏力,脉络不畅,瘀阻经络,瘀血内停,致头晕、头昏、头痛,舌质暗红,苔白厚腻,脉沉缓,故辨证为气虚血瘀型中风。

诊断 中医诊断:中风(气虚血瘀型);

西医诊断:1.脑血管病后遗症;

2.陈旧性脑梗死;

3.高血压;

4.糖尿病待排查;

5.高尿酸血症。

治法 益气活血、通络利湿。

方药 补阳还五汤加减：炙黄芪20g、当归12g、川芎9g、炒桃仁9g、红花6g、地龙10g、赤芍6g、党参片12g、法半夏6g、炙甘草6g、炒酸枣仁20g、麦冬12g、龙骨(先煎)30g、牡蛎(先煎)30g、藿香12g、佩兰12g、茯苓9g、萆薢9g。7剂，每日1剂，水煎400mL，分早晚两次温服。

方解 方中炙黄芪甘、温，补气升阳、固表止汗、通调血脉，有行滞通痹之功；当归行血补气，行中有补，为血中之气药也，祛头风，能补血散瘀止痛；川芎辛、温，芳香行散，温通血脉，行气开郁，为治头痛之要药，无论风寒、风热、风湿、血虚、血瘀之头痛均可应用；炒桃仁、红花相互配伍，功擅活血化瘀、通络止痛；地龙定惊、通络、平喘、利尿，可用于治疗高热神昏、关节痹痛、肢体麻木、半身不遂、水肿尿少；赤芍通利血脉，散恶血，除血痹，退热除烦；党参片甘、平，健脾益肺，养血生津，不燥不腻，鼓舞清阳，养血而不偏滋腻，振动中气而无刚燥之弊；法半夏燥湿化痰、降逆止呕、消痞散结；炙甘草补气益脑，祛痰开窍，缓急止痛，调和诸药，助参、芪发挥疗效；炒酸枣仁甘、酸、平，宁心安神、养心补肝，其仁甘而润，熟用疗胆虚不得眠；牡蛎重镇安神；藿香、佩兰芳香化湿，两者常相须为用，可开窍，上清头目；龙骨甘、平，镇惊安神，平肝潜阳，专治心神不宁、失眠、眩晕等；茯苓甘、平，利水渗湿、健脾、宁心，常用于气血不足之心悸、失眠、健忘、头晕、头痛等；萆薢祛风湿，舒筋通络止痛。以上诸药相互配伍，增强药力，共奏疗效。

注意事项 治疗期间注意保暖，避免受凉，舒畅情志，适量运动。忌烟酒，禁食辛辣刺激及油腻食物，以易消化、清淡食物为主。

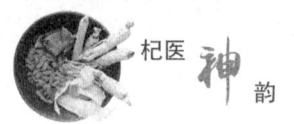

体会 患者反复头晕、头痛2年,舌质暗红,苔白厚腻,尿酸高达524μmol/L,说明体内有湿,湿蒙清窍则头晕、头痛且为蒙痛。舌质暗说明体内有痰滞,治以益气活血、化湿排浊,方能取得良效。

第九节　阴虚型便秘的辨证治疗

患者 严××,女,79岁,已婚。

初诊时间 2021年6月21日。

主诉 大便不畅1年,加重1个月。

现病史 每次用开塞露后,大便可下,近1个月再用开塞露效差,坚涩难忍,3天不下。如下,便样像羊之粪便。

现症见 腹部胀满,气短乏力,腰膝酸软,头昏耳鸣,口干而渴,纳差。

既往史 否认高血压、糖尿病、冠心病等病史,肺气肿病史10年,无手术、外伤和各种传染病史。否认各种药物及食物过敏史。

查体 头发焦黄、较稀,面色无华,双眉稀疏;语言洪亮;右眼上睑轻度下垂,两眼昏暗,视物模糊,巩膜无黄染;两侧外耳郭及边缘整齐,外耳道无流脓,听力减退;鼻中隔居中,嗅觉灵敏,鼻黏膜无充血或水肿;牙齿部分脱落,佩戴义齿,口唇轻度青紫,口腔黏膜无溃疡,扁桃体未触及,咽喉部无充血或水肿,吞咽功能正常,气管正中位;腹部胀满;四肢活动僵硬,屈伸不利。

舌象 舌质干红,舌苔薄黄。

脉象 弦、数。

二便 大便3~5日一行,坚涩难下,小便基本正常。

辅助检查 血压135/85mmHg,心率95次/分,餐后血糖6.2mmol/L,总胆固醇3.0mmol/L,高密度脂蛋白1.4mmol/L,低密度脂蛋白2.01mmol/L,甘油三酯1.9mmol/L,血红蛋白110g/L;双肺(-)、肝、肾功能正常,B超正常。

辨证 患者年事已高,脏腑功能减弱,运化功能失调,肠道阴液不足,致使大便干涩,坚实不通难下。

诊断 中医诊断:便秘(阴虚型);

西医诊断:便秘。

治法 滋阴润肠,补气养血,通便。

方药 沙参麦冬汤加减:沙参10g、麦冬10g、玉竹10g、生地黄12g、甘草6g、桑叶6g、当归8g、玄参8g、大黄6g、肉苁蓉8g、陈皮6g。5剂,水煎200mL,每日1剂,分两次早晚服用。

复诊 2021年6月26日。服药5剂后,全身感觉舒爽,大便有所改善,本方有效,守前方不变,再进5剂。

方解 方中沙参味甘、柔润,善于滋养胃阴、生津润肠,主清胃燥,主要用于胃阴不足、舌干口渴、大便干结等症;麦冬甘、微寒,滋阴润肺、清心生津、通便,对胃阴不足有虚热之咽干口渴、老年人大便秘结者有润肠增液之效;玉竹甘、微寒,养阴润燥,生津止渴,对老年阴虚型便秘有专攻;当归既能养血又能补血,且能引血归经;生地黄清虚热;甘草和诸药;桑叶消内热;陈皮理气导滞;大黄苦寒沉降,有较强的通便作用,对阴虚湿热

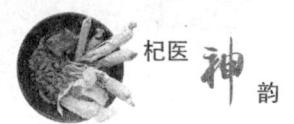

便秘者尤为适宜；肉苁蓉甘、咸，归大肠经，可润肠道，与以上诸药相配，对老年阴津匮乏、气血亏虚之便秘有效；玄参甘寒质润，清热生津，治热病伤阴，与以上诸药同用，则药力尤佳，对肠燥便秘者疗效显著。

注意事项 治疗期间需注意保暖，避免受凉，多喝温开水，畅情志，适量运动。禁食生冷刺激及油腻食物，以易消化、清淡食物为主。

体会 便秘的病位虽然在大肠，但与其他脏腑、经络、气血、津液皆有密切关系，是脏腑气机阴阳失调的局部表现。便秘是一种慢性病，久病必虚，证属津虚血少、肠道失润，正如《医宗必读》所云："更有老年津液干枯……皆能秘结。"脾肾阴阳气血俱虚，阳虚不能蒸化津液滋润肠道，阴亏则肠道失荣更加干枯，二者均可导致大便排出困难。本案患者年老体弱，阴津及气血亏虚，大肠失去濡润，采用增液行舟法，同时配以当归、肉苁蓉调气血阴阳，再加陈皮、大黄行气通便而取效。

第十节　脾虚气滞型便秘的辨证治疗

患者 张××，男，65岁，已婚。

初诊时间 2021年12月16日。

主诉 便秘30余年。

现病史 患者便秘30余年，自服麻仁润肠丸、牛黄上清丸等药,服用时大便尚能 2~3 日一行,停药后便秘反复发作。曾经前往北京、上海等多家医院寻求名院名医治疗,具体方药不详,未见明显效果,遂就诊于我院我科。

现症见 患者愁苦貌,服用药物后大便仍解时不畅,黏腻,粘马桶。

既往史 慢性胃炎病史 20 年,否认高血压、冠心病、糖尿病等病史。否认药物及食物过敏史。

查体 五官端正,发育正常;头颅圆整,头发花白,营养良好;神志清楚,语言清晰,呼吸平稳,面色红润,反应灵敏;两眉稀疏,两目乏神,两侧瞳孔等大等圆;巩膜无黄染,眼睑结膜无充血,对光反射存在,视力尚可;两侧耳郭色泽无华,边缘整齐,听力正常,外耳道无流脓;鼻中隔居中,嗅觉灵敏,鼻黏膜无充血或水肿,功能正常;上、下口唇暗紫,牙齿部分脱落,口腔黏膜无溃疡,咽喉部无充血或水肿,气管正中位;胸廓正常,肝肋缘未触及,腹部平软;四肢关节活动自如,余 (-)。

舌象 舌质暗红,苔黄腻。

脉象 洪大有力。

二便 大便 3~5 日一行,小便日行 2~3 次。

辅助检查 心肺功能检查 (-),肝、肾、胆 B 超未见异常,各项生化指标正常。血压 120/85mmHg。

辨证 患者有慢性胃炎病史 20 年,脾虚气滞,饮食停聚,属寒热错杂之证。

诊断 中医诊断:便秘 (脾虚气滞型);
　　　　西医诊断:1. 便秘;
　　　　　　　　2. 慢性胃炎。

治法 健脾理气、清热利湿、除燥润肠。

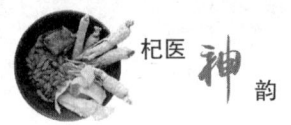

方药 枳术丸合半夏泻心汤加减：生白术 90g、枳实 10g、黄连 5g、黄芩 10g、干姜 6g、半夏 10g。7 剂，每日 1 剂，水煎 200mL，分两次早晚温服。

同时口服奥美拉唑、复合维生素 B。

复诊 2021 年 12 月 23 日。患者自诉大便通畅，一日一行，解时舒畅，服药后略感腹胀。观舌苔黄腻已略减，继续服用前方 7 剂，生白术加量至 120g，枳实加量至 20g。

方解 方中重用生白术，以甘温补脾胃之元气，味苦除胃中之湿热，健脾燥湿以助运化，意在补脾健胃、扶本。本品既能燥湿又能实脾，复能缓脾生津，古乃补土之要药。土旺则脾健运，脾胃功能强健则生津润肠通便，故对不能下者、食停滞者、有痞积者、中满者、湿痹者，能使精微上奉、清气善升、浊气善降而糟粕下输。枳实破气消积、化痰散痞。两药配伍意在先补其虚，后化其滞，以补为主，寓消于补之中，一升清一降浊，气机调畅。又加以半夏辛温散结、降逆，黄芩、黄连苦寒以泻热散积。干姜、半夏温肺化饮，回阳通脉，可防止黄连、黄芩苦寒伤阴，起到调和阴阳的作用，可防一方偏盛之弊，共奏健脾理气、温胃生津、扶正祛邪之效。

注意事项 治疗期间注意保暖，避免受凉，防感冒，畅情志，适量运动。禁食生冷、辛辣及油腻食物，以易消化、清淡食物为主。

体会 便秘是由多种因素引起的，有些能治愈，有些则反复发作。临床更多的是老年便秘患者，有长期喝番泻叶的，身体已津伤严重，有的靠开塞露辅助排便，有的自服麻仁润肠丸，但这些都不能从根本上解决便秘问题。

《本经逢原》云："(白术)生用则除湿益燥、消痰利水……土炒则有和中补气,止渴生津,止汗除热,进饮食,安胎之效。"故燥湿利水宜生用,补气健脾、止汗安胎宜炒用。此外,健脾止泻宜炒熟用,而通便必须生用。通便一般用量为60~120g,水煎服,配以枳实除胀散满、下气通便。对于老年人习惯性便秘而属脾虚湿滞、气机不利者,常可取得比较满意之疗效。

第十一节 风热犯肺型咳嗽的辨证治疗

患者 李××,男,62岁,已婚。

初诊时间 2021年5月7日。

主诉 咳嗽、咳痰、全身乏力1周。

现病史 患者1周前因受凉后出现咳嗽,咳黄色黏痰,量多不易咳出。自服连花清瘟胶囊、三九感冒灵颗粒、阿莫西林胶囊等药物后,上述症状未见明显缓解,遂来我院我科就诊。

现症见 干呕,全身乏力,胸闷气短,不思饮食,自觉胃部有烧心感,夜间入睡困难,每晚睡眠时间约3小时,多梦。

既往史 11年前因胃体恶性肿瘤于宁夏医科大学总院行胃切除术(切除2/3),否认术中输血,左侧腹部留有长约25cm手术瘢痕。否认高血压、冠心病、糖尿病病史,否认其他手术史、外伤史、输血史。否认药物及食物过敏史。

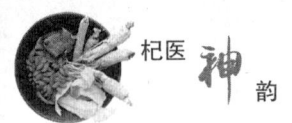

查体 头颅圆整,五官端正,头发脱落,两眉稀疏;双侧瞳孔等大等圆,巩膜无黄染,双目自觉暗黑,视力尚可;两侧外耳郭及边缘整洁,听力下降;鼻中隔居中,鼻黏膜无充血或水肿,无异物,嗅觉迟钝;咽喉部无充血或水肿;上下口唇青紫,牙齿大部脱落,佩戴义齿;气管正中位;胸廓正常;肝肋缘未触及;腹部平软;四肢关节活动不受限;余(-)。

舌象 舌质淡红,苔黄腻,边有轻微齿痕。

脉象 细数。

二便 大便日行1次,小便一日2~3次。

辅助检查 心电图:窦性心律。腹部彩超(肝、门静脉、胆、胰、脾、双肾声像图):未见异常。血常规、肝功能、肾功能、血糖、血脂、心肌酶等各项检查:未见明显异常。血压110/80mmHg。脉率90次/分。

辨证 《诸病源候论》曰:"风热病者,风热之气先从皮毛入于肺也。肺为五脏上盖,候身之皮毛。若肤腠虚,则风热之气先伤皮毛,乃入肺也。其状,使人恶风寒战,目欲脱,涕唾出。"此人因感受风热,热郁腠理,卫表失和;风热犯肺,肺失清肃,肺气上逆,则见咳嗽;肺热内郁,蒸液为痰,故见咳痰不利,咳黄色黏痰。此外,结合患者既往病史,因胃体恶性肿瘤行切除术,胃大部已切除,中医认为脾胃为仓廪之官,五味出焉,脾与胃,一阴一阳,互为表里,共同参与消化吸收,故应考虑到在治疗外感疾病时固本扶正。

诊断 中医诊断:咳嗽(风热犯肺型);

西医诊断:1.肺部感染;

2.胃大部切除术后。

治法 疏风清热、宣肺止咳、健脾化痰、养心安神。

方药 桑菊饮合归脾汤加减：桑叶15g、菊花12g、连翘12g、苦杏仁9g、薄荷5g、桔梗10g、芦根18g、炒酸枣仁15g、黄芪15g、炒白术10g、当归10g、木香5g、茯苓5g、炙茯神5g、炙甘草5g。共5剂，每天1剂，水煎200mL，分两次早晚温服。

复诊 2021年5月12日。患者咳嗽、咳痰症状明显减轻，食欲较前明显好转，睡眠较前明显改善，考虑自身状况，想进一步调理其脾胃及睡眠。舌淡红，苔薄黄，边有轻微齿痕，脉浮缓。上方去桑菊饮，专以归脾汤加减。其方如下：党参20g、炒白术10g、炙黄芪15g、当归20g、炙甘草5g、茯神10g、炒酸枣仁15g、木香5g、龙眼肉10g、生姜10g、大枣5枚。5剂，嘱用灶心土水煎300mL，分两次早晚温服。

方解 桑叶质轻寒凉，轻扬走上，疏散风热，清肺润燥，对风热咳嗽、温邪入肺致热有效。菊花甘苦，微寒，疏散风热，平肝明目，清热解毒。连翘苦寒，外能疏散风热，内可清热解毒，用于本症能宣肺止咳、健脾养心。苦杏仁降气化痰、止咳平喘。薄荷疏散风热、清利头目、利咽透疹、疏肝行气。桔梗味苦辛而性平，宣肺利咽利胸膈，去痰排脓，引药上行。芦根专治肺热咳嗽、痰多黄稠，既能清肺胃气分实热，又能生津止渴，除烦。炒酸枣仁养心补肝，宁心安神，善治心肝阴虚亏损、心失所养、神不守舍之心悸、怔忡、健忘、失眠多梦、眩晕等症。黄芪补气升阳、生津养血，善治全身乏力、气短胸闷等。炒白术健脾益气，燥湿利水，化脾胃之湿浊，为"补气健脾第一要药"。当归甘温质重，补血活血，用本品治疗眩晕、失眠更为妥善。木香气微香，行气止痛、健脾消食。茯苓利水渗湿、健脾宁心，能使痰饮不生、湿无所

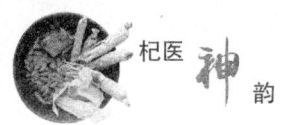

聚。炙茯神宁心安神、利水,主要用于治疗心虚惊悸、失眠、健忘等。甘草祛痰止咳、清热解毒、补脾益气,和以上诸药相配,共奏止咳化痰、清热之功。

注意事项 注意保暖,避免受凉,防感冒,畅情志,适量运动。治疗期间禁食油腻、生冷之品,以易消化食品为主。

体会 治疗该疾病时应辨证论治,抓主要矛盾,急则治其标,缓则治其本。归脾汤被医家们认为是补血的基础方,患者既往有胃部恶性肿瘤切除史,其胃腑功能严重受损,气血生化之源严重匮乏,脾主四肢肌肉,故患者极度营养不良;脾胃生血、统血功能不足,子病及母,血虚则不能濡养心,则见睡眠障碍。先以疏风清热、止咳化痰为主,辅以补养气血,待肺热清、热邪除,再以归脾汤加减补养气血以治其本。桑菊饮有疏风清热、宣肺止咳之功,常用于风温初起或风热表证初起轻证,主治咳嗽、身热不甚、口微渴、肺部感染等,邪去后服用归脾汤益气养血较为妥当。

第十二节　痰浊阻肺型肺胀的辨证治疗

患者 许××,女,56岁,已婚。

初诊时间 2021年6月1日。

主诉 反复咳嗽咳痰、气喘6年,间断双下肢水肿2年,加重伴心悸、胸闷气短10天。

现病史 患者6年来每受凉及遇冷空气刺激后均咳嗽

咳痰、气喘,平均每年2次,每次持续1个月左右,口服止咳、化痰、平喘及抗感染药物后症状缓解,未予重视和及时就诊。2年前无明显诱因出现双下肢水肿,口服上述药物后略见缓解。10天前因受凉再次出现咳嗽咳痰,咳白色黏痰,易咳出,气喘伴心悸、胸闷气短、乏力,在家口服止咳化痰药物后症状未见明显缓解(具体用药用量不详),今为求进一步治疗,来我院我科就诊,以"慢性阻塞性肺疾病伴急性下呼吸道感染"收住院。

现症见 咳嗽、咳白色黏痰,量少易咳出,气喘、心悸、胸闷气短、乏力,双下肢轻度水肿,素体怕冷,不思饮食,入睡困难,梦多,每晚间断睡眠约3小时。

既往史 陈旧性肺结核病史16年,类风湿关节炎病史半年,慢性胃炎病史8年,肺癌病史2年。失眠病史2个月(入睡困难、梦多、间断睡眠约3小时),未用相关药物治疗。否认药物及食物过敏史。

查体 发育正常,营养不良,慢性病容;神志清楚,呼吸稍促,语言清晰;面色萎黄,肌肉削瘦,动作自然,反应尚可;头颅圆整,头发花白,两眉稀疏,两目乏神,视力尚可;双眼球结膜无充血、无黄染;耳郭色泽少华,边缘整洁,听力正常,外耳道无流脓;鼻中隔无偏歪,鼻黏膜无充血或水肿,功能正常;唇略紫绀,牙齿部分脱落,佩戴义齿,口腔内黏膜无溃疡,咽喉无充血或水肿;气管居中,甲状腺未触及,扁桃体不肥大。

舌象 舌质淡红,苔薄白,边有轻微齿痕。

脉象 沉、缓。

二便 大便正常,一日一行,小便一日2~3次。

辅助检查 血压130/80mmHg;脉率56次/分。听诊:双肺呼吸音粗,左肺下叶可闻及湿性啰音,右肺下叶不能闻及呼吸音。血常规:中性粒细胞百分比79.1%。血钾3.01mmol/L。其余检查结果基本正常。

辨证 患者久病多虚,肺、脾、肾阳气衰微,气不化水,以致下焦水邪泛滥,故见双下肢水肿;肺气升降不利,则见反复咳嗽、咳痰;水饮上凌心肺,则见咳喘、咳痰清稀;痰饮阻滞胸膈,气机不畅,则见胸闷气短。

诊断 中医诊断:1.肺胀(痰浊阻肺型);

2.肺痨。

西医诊断:1.慢性阻塞性肺疾病伴急性下呼吸道感染;

2.肺癌;

3.陈旧性肺结核;

4.慢性胃炎;

5.类风湿关节炎;

6.失眠。

治法 燥湿化痰、降逆平喘。

方药 三子养亲汤合苏子降气汤合归脾汤加减:紫苏子15g、白芥子15g、莱菔子15g、前胡12g、半夏12g、厚朴12g、茯苓12g、白术12g、黄芪30g、党参15g、酸枣仁30g、炒麦芽20g、当归15g、茯神15g、炙甘草5g、陈皮10g。共10剂,每天1剂,水煎200mL,分两次早晚温服。

复诊 2021年6月10日。患者咳嗽、咳痰症状明显好转,双肺呼吸音粗明显减弱,左下肺湿性啰音明显消失;自诉食欲较前略见好转,睡眠较前略有改善,建议患者出院后进一步调理其脾胃及睡眠。患者平素胆小,易受惊吓,易生闷气,心烦、心悸、汗多，结合前期症状及舌质淡红、苔白厚腻、脉细数等征象，辨证为心胆阳虚证。将上方改为柴胡桂枝干姜汤合温胆汤加减，其方如下：柴胡 10g、半夏 15g、红参 10g、炙甘草 10g、干姜 15g、生姜 15g、大枣 5 枚、桂枝 15g、炒白芍 15g、陈皮 15g、茯苓 15g、枳实 10g、竹茹 5g、茯神 15g、远志 10g、石菖蒲 10g、龙骨(先煎)30g、牡蛎(先煎)30g、琥珀 5g。共 5 剂，每天 1 剂，水煎 200mL，分两次早晚温服。

方解　方中柴胡和解少阳，善疏散半表半里之邪，风热风寒均可使用，若寒邪伤及少阳，胁肋苦满、口苦咽干必用之；红参大补元气、补气生津、祛邪扶正；干姜温胃止呕、温脾散寒、温肺止咳，主治胸满咳逆、痰饮阻滞胸膈之胸闷气短；大枣健脾益气、养血安神，药性平和，用于脾肺气虚乏力者较好；桂枝助阳化气，可助心、肺、肾之阳气，强心通阳，平冲降逆；炒白芍酸敛肝阴、养血，治肝旺肺虚所致胁肋、脘腹胀满、头晕目眩；茯苓健脾养肺、宁心安神、利水渗湿，可治目眩心悸、脘腹痞满、眩悸；茯神宁心安神，主要用于心虚惊悸、失眠健忘等；远志祛痰化饮、交通心肾、安神益智；石菖蒲化湿理脾、醒神豁痰，本品芳香走窜，辛开苦燥温通，能通关开窍，治疗痰湿秽浊之咳痰不利、气喘心悸、乏力；龙骨平肝潜阳、安神，宜用于肝阳上亢之头晕目眩、燥烦喘满、胸闷气短；牡蛎重镇安神、收敛固肺、制酸固涩，用于治疗心神不宁、肺气虚衰、惊悸怔忡、失眠、多梦；琥珀镇惊、定喘、活血、化饮，治疗心肺久病虚损之心神不宁、气虚喘满、心悸失眠、健忘。

注意事项　治疗期间注意保暖，避免受凉，防感冒，畅情志，适量运动。禁食生冷刺激及油腻食物，以易消化、清淡食物为主。

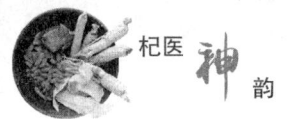

体会 初诊时，考虑患者的病情及症状，给予三子养亲汤合苏子降气汤合归脾汤加减，在缓解患者表证的前提下，兼以补益心脾，扶正以祛邪。但从患者的治疗效果来看，症状改善不是特别明显，舌苔反由薄白变为厚腻，患者本身体质虚弱，易受惊吓、易生闷气等，是为心胆阳虚。《伤寒杂病论》有言："伤寒五六日，已发汗而复下之，胸胁满微结，小便不利，渴而不呕，但头汗出，往来寒热，心烦者，此为未解也，柴胡桂枝干姜汤主之。"该病的病机是少阳枢机不利兼水饮内停。此外，温胆汤能温煦胆阳，又能调整精神状态，故两方合用加减共奏温胆阳、化水饮之功。服药后，患者自诉病情明显得到改善，予以出院。上方不变又抓取7付，带回家水煎服用，以固疗效。

刘渡舟教授对柴胡桂枝干姜汤的应用有独到见解：①论病机主张胆热脾寒，是与大柴胡汤相对的方剂，大柴胡汤是治疗少阳病兼里实的有效方剂，而柴胡桂枝干姜汤是治疗少阳病兼里寒的方剂，刘渡舟教授在其《伤寒论十四讲》中云："本方和解少阳兼治脾寒，与大柴胡汤和解少阳兼治胃实相互发明，可见少阳为病影响脾胃时，需分寒热虚实不同而治之。"②抓主症，口苦是判断少阳病的主要依据，便溏是辨别太阴病的重要依据。刘渡舟教授认为，在临床上，不论什么病，其大便泄泻，凡见到腹胀满而又不利者，应首先考虑太阴虚寒为病。凡见心脾阳虚者，用柴胡桂枝干姜汤加温胆汤均可取得理想疗效。

第十三节　风寒痹阻型项痹病的辨证治疗

患者　尹××,女32岁,已婚。

初诊时间　2021年4月15日。

主诉　颈项僵硬疼痛伴右手麻木3年,加重1周。

现病史　患者3年前因长期低头工作出现颈部疼痛不适,同时伴有头晕、恶心、双肩放射痛、右手麻木,休息后可缓解。1周前,患者受凉后颈项僵硬疼痛,一直未予任何治疗。近期疼痛加重,今来我院以求全面治疗,门诊以"颈椎病"收入院。

现症见　颈部僵硬疼痛,双上肢酸困不适,上背部酸困、疼痛,右手麻木,怕冷,胸闷,头晕,头痛,眠差,纳可,二便调。

既往史　平素体质良好,否认高血压、冠心病、糖尿病等病史,否认肝炎、结核等传染病病史。无手术、外伤、输血史。无食物及药物过敏史。

查体　五官端正,发黑秀密;两眉清秀,两侧瞳孔等大等圆,巩膜无黄染,双目有神,查视力尚可;两侧外耳郭及边缘整洁润泽,两耳轮廓明亮,边缘分明整洁,耳堂干净宽阔,外耳道无流脓,听力正常;鼻中隔居中,嗅觉灵敏;上下口唇红紫,牙齿无脱落,咽喉部无充血或水肿,功能均正常,气管正中位;胸廓及双侧乳房均正常,肝肋缘未触及,腹部平软;四肢关节活动轻度受限,余(-)。颈部棘突及棘旁压痛(+),椎间孔挤压试验(+),双侧臂丛神经牵拉试验左侧(+)。

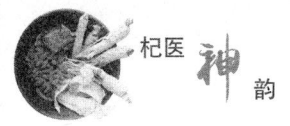

舌象 舌质红、苔薄白。

脉象 沉数。

二便 大便一日一行,小便一日2~3次。

辅助检查 颈椎MRI检查:颈椎间盘退行性变;颈2~3、颈3~4、颈4~5、颈5~6椎间盘突出,以颈4~5明显。心电图:窦性心律,T波改变。腹部彩超(肝、门静脉、胆、胰、脾、双肾声像图):未见异常。血常规、肝功能、肾功能、血糖、血脂、心肌酶等各项检查:未见明显异常。血压:120/80mmHg。

辨证 患者因长期低头劳作,感受风寒湿邪,邪毒闭阻经络,加之工作劳累损伤气血,风寒之邪趁虚而入,邪气所凑,其气必虚,伤于风者,上先受之,风为阳邪,易袭头部,故而颈部疼痛不适及头晕;复感寒邪,留滞经络,阻碍气血运行,不通则痛,故见上肢关节疼痛。

诊断 中医诊断:项痹病(风寒痹阻型);

西医诊断:颈椎间盘突出症。

治法 解肌发表、升津舒筋。

方药 桂枝加葛根汤加减:桂枝6g、葛根15g、白芍12g、生姜6g、荆芥9g、党参10g、肉桂5g、炙甘草10g、鹿衔草10g、炙黄芪10g。5剂,每日1剂,水煎200mL,分两次早晚温服。

配合中医治疗,颈项和双上肢推拿、普通针刺、电针治疗、刮痧,以舒筋通络止痛;折顶手法改善局部椎体功能,进行肌肉功能锻炼;凡士林擦后背温通经络,缓解局部肌肉痉挛;艾灸、红外线治疗,温经通络;耳针治疗,调节免疫力。

方解 桂枝味辛、甘,性温,温通经络、助阳化气,有开腠驱邪之功,与白芍配伍调和营卫。葛根解肌退热、生津止渴、升阳止泻,既能发散表邪,又能解肌止痛。荆芥味辛,微温不烈,药性和缓,擅长祛风邪。生姜温中止呕,解表散寒,和桂枝相配加强药力,直达病所。甘草驱邪扶正,缓急止痛,蜜炙能鼓动血脉,有益气通脉止痛之功,且有调和诸药之效。炙黄芪补气升阳,固本利水,生津养血,行滞通痹,补气以助血行,生用走表,炙用走里,擅长通调血脉,治气虚、血滞、筋脉失养有专长。党参甘、平,健肺益气、养血生津,推动气血加速运行,养血而不滋腻,鼓舞升阳,振动中气而无刚燥之弊。肉桂辛、甘,补火助阳,引火归元,温通经脉,散寒止痛。诸药相配,共奏解肌发表、升津舒筋之效,以达病愈之目的。

复诊 2021年4月20日。患者神清,精神尚可,颈部僵硬症状消失,活动时无明显颈项疼痛,上背部、双上肢活动时偶感酸困,右手偶感麻木,肢体怕冷症状消失,无胸闷、头晕、头痛,眠可,纳可,二便调。舌质红,苔薄白,脉沉数。查体:颈部棘突及棘旁压痛(±),椎间孔挤压试验(±),双侧臂丛神经牵拉试验左侧(±)。中药治疗仍以解肌发表、升津舒筋为主。其方如下:桂枝6g、葛根15g、芍药12g、生姜6g、桃仁10g、陈皮10g、半夏6g、当归10g、茯苓6g、肉桂5g、天麻15g、炙甘草10g、鸡血藤15g。再进5剂,煎服法同前。

注意事项 注意颈部保暖,避免受凉,勿碰凉水,忌长时间保持低头位。治疗期间以易消化、清淡食物为主,禁食生冷油腻厚味之品。

体会 颈椎间盘突出症是造成上肢麻木疼痛的主要原因之一,大部分患者选择的是中医保守疗法,以针刺、推拿、艾灸、中药外敷等为主。中医从寒、痰、瘀等方面论治颈椎间盘突出症,认为寒湿外侵、瘀毒内患、突出髓核为痰核之毒是辨证

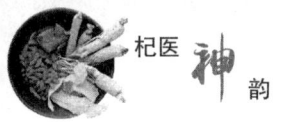

论治的重点，发病初期为外邪内侵，病久则成痰毒，而疗效不佳时，当从痰毒治之。这里说的"突出髓核"其实就是由于津液代谢失常所形成的痰核有形之邪，所以把痰毒阻络作为颈椎间盘突出症的病机之一，符合辨证论治的治则。

颈脊强而不舒者，亦有风寒客于太阳经脉者，用桂枝加葛根汤多可缓解症状；加针刺或手法按摩，多可缓解上肢麻木、头痛头晕的症状。

第十四节　气滞血瘀型项痹病的辨证治疗

患者　杨××，女，45岁，已婚。

初诊时间　2021年9月5日。

主诉　颈项部疼痛伴左上肢疼痛不适4天。

现病史　患者于4天前低头劳累后出现颈项部酸痛不适，伴有左上肢放射性疼痛，未予重视。

现症见　疼痛日渐加重，从左侧肩胛部内侧缘放射至肘部，偶有左上肢麻木、重痛感，低头后上述不适症状加重，头晕、头昏、全身重困乏力，尤以后背部明显，纳可，寐安。

既史　否认肝炎、结核等传染病病史，否认外伤、手术及输血史，否认高血压病史、糖尿病病史及冠心病病史。否认食物及药物过敏史。

舌象　舌质暗红，苔薄白。

脉象　涩。

二便 大便爽利,日行一次,小便日行2~3次。

查体 患者发育正常,营养一般,神志清楚,两目乏神,焦虑状面貌;语言清晰,呼吸平稳,面色红润,动作灵活,反应一般;头颅圆整,头发乌黑,两眉浓密;两侧瞳孔对等,视力尚可,巩膜无黄染;两侧耳郭色泽少华,两侧外耳边缘整洁分明对称,两侧外耳道无流脓,两侧外耳轮廓明亮,两侧耳堂干净宽阔,两侧耳垂敦厚大方,听力正常;鼻中隔居中,鼻黏膜无充血或水肿,嗅觉正常;上下口唇轻度紫绀,牙齿正常,口腔黏膜无溃疡,咽喉无充血水肿,气管居中。

专科检查:颈椎曲度变直,颈部肌肉紧张,颈3~7棘间压痛(+),颈3~7棘旁两侧压痛(+),左侧椎间孔挤压试验(+),右侧椎间孔挤压试验(-),叩顶试验(+),左侧臂丛神经牵拉试验(+),椎动脉挤压试验(-),双上肢肌力正常,肱二头肌、肱三头肌反射正常。

辅助检查 颈椎线片检查:颈椎骨质增生。胸部X线检查:未见异常。颈椎、胸椎MRI检查:未见异常。心电图:窦性心律。腹部彩超(肝、门静脉、胆、胰、脾、双肾声像图):未见异常。血常规、肝功能、肾功能、血糖、血脂、心肌酶等各项检查:未见明显异常。凝血功能检查:未见异常。

辨证 患者因长期低头劳累,气血运行受阻,瘀血内积,不通则痛,故见颈项部伴左上肢放射性疼痛;气血瘀滞,不能濡养头目,故见头晕、头昏;颈椎筋脉受损,则督脉不通,筋脉受阻,气血运行不畅,故见肩胛部疼痛、全身酸困不适,尤以后背部明显。

诊断 中医诊断:项痹病(气滞血瘀型);
西医诊断:神经根型颈椎病。

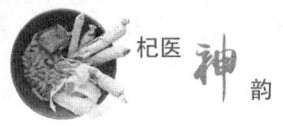

治法 活血化瘀、通络止痛。

方药 桂枝芍药汤加减：生黄芪4g、桂枝10g、白芍20g、干姜15g、鸡血藤30g、土鳖虫10g、伸筋草15g、甘草4g、大枣3枚。3剂，每日1剂，水煎200mL，分两次早晚温服。

配合颈部推拿治疗（手法用滚法、揉法）每日一次，颈椎牵引(7kg)，每日一次。针刺治疗，取风池双、颈3~5夹脊双、大椎、肩井双、肩贞双、阿是穴，每日一次。电针治疗，取颈夹脊、风池双、肩井双，每日一次。红外线治疗每日一次。

复诊 2021年9月18日。从服第1剂药开始，颈项部疼痛不适好转，至3剂药后，颈项部不适症状大减，但仍有左侧肩胛部伴左上肢放射性疼痛不适。患者经平衡罐治疗后，进行脊柱凡士林擦抹治疗，初有局部温热感，3次治疗后出现左上肢温热，传导至肘关节处，6次治疗后患者诸症皆减。

方解 桂枝发汗解肌、温通经脉，干姜、大枣合甘草补脾和中，加白芍与甘草相伍，柔肝止痛，主治太阳病误下伤中或土虚木乘之病。生黄芪补气升阳、固表、生津、行滞，引诸药入脾。方中大量用鸡血藤，以活血补血、舒筋活络、调经止痛。本方配伍伸筋草、土鳖虫，治风湿痹痛、肢体麻木、脉络瘀滞所致肢体麻木沉重，伸筋草专治风寒湿痹、肢体伸屈不利。

注意事项 适量运动，治疗期间注意保暖，避免受凉，畅情志，注意避免长时间伏案工作。以易消化、清淡食物为主，禁食生冷刺激及油腻食物。

体会 神经根型颈椎病的发病率非常高，临床上十分多见。根据症状的不同，可分为根痛型、麻木型和肌肉萎缩型，根痛型多为椎间盘退变，后关节损伤，继发于神经根的炎症、水肿、肌肉痉挛，因运动神经、感觉神经、自主神经都可以受累，表现为疼痛、运动无力,血管、神经受累引发血管、神经改变。麻木型多以受累部位的麻木症状为主。肌肉萎缩型突出表现为运动减弱,初期仅表现为患肢肌肉无力,进而出现肌肉萎缩,以上肢远端最多见。根据临床表现的不同,进一步做好诊断,加之 X 线和 MRI 详细检查,可明确诊断。治疗多采用中西医结合,辨病辨证综合治疗,多能取得满意疗效。

第十五节　风寒湿痹型漏肩风的辨证治疗

患者　董××,女,53 岁,已婚。

初诊时间　2021 年 10 月 10 日。

主诉　左肩部疼痛伴活动受限 3 个月。

现病史　患者于 3 个月前受凉后出现左肩部酸痛不适,未予重视。近 3 日症状日渐加重,并伴有左肩关节活动受限,左上肢麻木、重痛感,受凉后上述不适症状加重。

现症见　偶有头晕、头昏、全身重困乏力,纳可,寐安。

既往史　否认肝炎、结核等传染病病史,否认外伤、手术及输血史,否认高血压病史、糖尿病病史及冠心病病史。否认食物及药物过敏史。

查体　患者发育正常,营养一般,神志清楚,两目乏神,焦虑状面貌;语言清晰,呼吸平稳;面色红润,动作灵活,反应一般;头颅圆整,头发花白,两眉稀疏;两侧瞳孔对等,视力尚可,巩膜无黄染;两侧耳郭色泽少华,边缘整洁,听力正常,外耳道

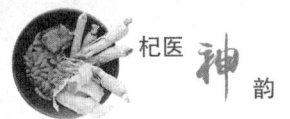

无流脓;鼻中隔居中,鼻黏膜无充血或水肿,嗅觉正常,呼吸通畅;上下唇轻度紫绀,牙齿部分脱落,佩戴义齿,口腔黏膜无溃疡,咽喉无充血或水肿,气管居中;除左肩关节疼痛受限外,其他关节活动自如,观察双手,十指齐全,长短适中,指节指纹清晰,掌型掌纹可见,功能正常。

舌象 舌质淡,苔薄白腻。

脉象 弦、滑、紧。

二便 大便爽利,日行一次,小便日行 2~3 次。

辅助检查 肩部 X 线检查:骨质未见异常。胸部 X 线检查:未见异常。心电图:正常。腹部彩超(肝、门静脉、胆、胰、脾、双肾声像图):未见异常。血常规、肝功能、肾功能、血糖、血脂、心肌酶等各项检查:未见明显异常。凝血功能检查:未见异常。

辨证 患者肩部受凉引起肩部酸痛、沉重,痛有定处;肩部疼痛,遇风寒痛增,得温痛缓,畏寒恶风,昼轻夜重,四诊合参,当辨为风寒湿痹型漏肩风。

诊断 中医诊断:漏肩风(风寒湿痹型);

西医诊断:肩关节周围炎。

治法 祛风散寒、通络止痛。

方药 蠲痹汤:羌活 10g、独活 10g、肉桂 10g、秦艽 10g、当归 15g、川芎 10g、炙甘草 10g、海风藤 10g、桑枝 10g、乳香 10g、木香 6g。3 剂,每日 1 剂,水煎 200mL,分两次早晚温服。

方解 方中羌活、独活气味俱薄,二品相伍,浮而升,阳也,治风寒所致之百节痛风,透关利节,止周身百节之痛。肉桂辛、甘,暖肢体祛风,专治冷风麻痹、关节不伸、活动不利。当归有头、身、梢、全之分,身半已上,气脉上行,治上当用头,引药直达病所,走上肢则用梢,通治则用全。秦艽治风寒湿痹,疗寒邪除痛。炙甘草坚筋骨,利关节,和气血,通九窍,大缓诸药,温阳通经,缓急止痛。木香散滞气,泄肺气,利中气,和胃气,调诸气,止诸痛。海风藤辛、苦、微温,能祛风湿、通经络、止痹痛,专治风寒湿痹、肢节疼痛、筋脉拘挛、屈伸不利。桑枝治肢体拘挛,疗水气、脚气、风气,利关节、除寒湿、止风痹。川芎、乳香活血行气,祛风止痛,消肿生肌,可用于治疗胸痹心痛、风湿痹痛、跌打损伤等。以上诸药相伍,共奏散风祛湿、利关节之效。

配合肩部推拿治疗(手法用滚法、揉法),每日一次。针刺治疗,取风池_左、颈3~5夹脊_左、大椎、肩井_左、肩贞_左、阿是穴,每日一次。电针治疗,取颈夹脊、风池_左、肩井左_穴,每日一次。红外线治疗,每日一次;电针治疗每日一次(颈3夹脊、颈5夹脊_{两侧})。火针治疗,4日一次。

复诊 2021年10月14日。服第1剂药后左肩部疼痛、怕冷症状好转,至3剂药后,肩部不适症状大减。因患者仍有左肩功能受限,给予左肩部小针刀、关节松动手法治疗,经7次治疗后诸不适症状全无。

注意事项 治疗期间注意保暖,避免受凉,畅情志,适量运动。禁食生冷刺激及油腻食物,以易消化、清淡食物为主。

体会 漏肩风是以肩部疼痛、痛处固定、活动受限为主症的疾病,前期以疼痛为主,后期常出现肩关节的粘连,活动明显受限,又称"肩凝症""冻结症"。漏肩风的发生常与体虚、劳损、风寒侵袭等因素有关,本病病位常在肩部筋肉,与手太阳经、手太阴经密切相关。基本病机是肩部经络不通或筋肉失于气血温煦,无论是感受风寒、气血瘀阻或劳累过度、外伤损及筋脉,还是年老气血不足、筋骨失养都可导致本病。本例患者为风寒痹阻、气血亏虚、肩部筋骨失养所致,辨证用药加以针灸、推拿手法等综合治疗以散寒止痛,蠲痹汤祛风活血通经,电针、火针疏风通络,小针刀松解粘连,推拿揉经疏通筋肉,综合治疗取得良效。

第十六节　肝肾亏虚型膝痹病的辨证治疗

患者　田××,女,53岁,已婚。

初诊时间　2021年8月19日。

主诉　双膝部疼痛伴屈伸不利4个月。

现病史　4个月前劳累后出现双膝部疼痛,伴双下肢困重,起初未见明显肿胀,行走时疼痛加重,下蹲及起立受限,在家休息后症状未见缓解,随后到我院外科住院。治疗半个月,症状好转后出院。近日又感双膝部疼痛伴双下肢困重,口服药物(骨刺宁胶囊,每天3次,每次3粒)未见好转,尤以左膝症状明显,遂来我院我科就诊。

现症见　患者双膝关节疼痛明显,轻度肿胀,行走困难,双膝关节屈伸功能受限,行走时疼痛加重,疼痛部位固定,呈酸痛。行走时自觉膝关节无力,劳累、下蹲及上下楼梯时疼痛加重,偶感腰部及双下肢酸困不适,纳可,寐可。

既往史　否认肝炎、结核等传染病病史,否认外伤、手术及输血史,否认高血压、糖尿病及冠心病病史等。否认食物及药物过敏史。

查体　双膝部皮温正常,双膝关节活动明显受限,双侧膝关节髌骨下压痛(+),双侧髌骨研磨试验(-),双侧浮髌试验右侧(-)、左侧(±),双侧膝关节内侧副韧带牵拉试验(+),双下肢无明显肿胀,跟腱、膝腱反射正常,Babinski征(-),生理反射存在,病理反射未引出。

舌象 舌质紫,苔薄白。

脉象 细、涩。

二便 大便爽利,日行一次,小便日行2~3次。

辅助检查 双膝X线检查:膝关节退行性病变。心电图:窦性心律。腹部彩超(肝、门静脉、胆、胰、脾、双肾声像图):未见异常。血常规、肝功能、肾功能、血糖、血脂、心肌酶等各项检查:未见明显异常。凝血功能检查:未见异常。

辨证 患者久病致虚,此次因劳累致膝关节受损后筋脉失养,气血运行不畅,不通则痛,故见双膝关节疼痛,疼痛呈酸痛。腰部及膝关节酸困不适,皆因气血不能濡养筋脉引起。

诊断 中医诊断:膝痹病(肝肾亏虚型);

西医诊断:膝关节骨关节炎。

治法 滋补肝肾、强壮筋骨。

方药 补肝益肾汤加减:熟地黄30g、当归10g、白芍10g、黄芪15g、何首乌20g、山茱萸15g、川芎5g、鸡血藤9g、甘草10g。上药加水500mL,浸泡20分钟,水煎取汁150mL;次煎加水400mL,水煎取汁150mL,两煎混匀。分早晚两次顿服,每次服用150mL。3剂,每日1剂。

配合针刺治疗,取血海双、阳陵泉双、犊鼻双、足三里双、阿是穴等,每日一次。针刺手法:平补平泻。拔火罐每日一次。膝关节推拿治疗每日一次,手法以滚法、按法、揉法为主。红外线治疗每日一次。电针治疗取血海与梁丘、足三里与阳陵泉,每

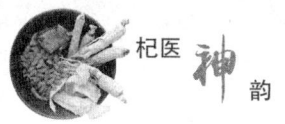

日一次。磁热治疗每日一次。中频脉冲电治疗每日一次。

复诊 2021年8月22日。服第1剂药后,膝关节疼痛不适症状好转,至3剂药后,膝关节不适症状大减,患者仍有膝关节弹响,出现双侧腘窝处疼痛及紧绷感。于是在原方治疗基础上,给予双膝关节玻璃酸钠关节腔灌注治疗,给予后侧腘绳肌及腘肌针刺松解和功能锻炼指导治疗。

三诊 2021年8月25日。服完上药及进行手法治疗后,患者无膝关节弹响及腘窝处疼痛,偶感膝关节不适,指导患者行膝关节功能锻炼,包括肌肉力量锻炼和关节活动度锻炼。肌肉力量锻炼包括股四头肌、腘绳肌和小腿腓肠肌的锻炼。股四头肌主要采取主动性静力收缩。腘绳肌的锻炼方法是将脚跟抬高后,膝关节主动下压。关节活动度锻炼包括伸直锻炼和屈膝锻炼。伸直锻炼时,将脚跟抬高,膝关节下方空出,在膝关节上放置盐袋或者沙包,以患者可以耐受为宜,下压使膝关节保持伸直状态。屈膝锻炼可以让患者坐到床边将膝关节垂下,也可以在床上抱腿屈膝,或者俯卧位进行勾腿锻炼。

方解 本方以四物汤为补血、养血、调血之基础方,佐以黄芪、何首乌、山茱萸、鸡血藤以补肝、益肾、顺气、舒筋、止痛。熟地黄补血、养血,当归和血、引血归经;白芍理脾助推血行;川芎祛风止痛,使药直达病所;甘草补气和药,推动运行。上药相配应用,共奏舒筋、通络、止痛之效。

注意事项 治疗期间注意保暖,避免受凉,防感冒,适量运动,畅情志。以易消化、清淡食物为主,禁食生冷刺激及油腻食物。

体会 膝关节骨关节炎为中老年人常见的一种关节病变,多见于中老年妇女,严重危害患者身体健康,影响其生活质量。其病理特征为关节软骨出现原发性或继发性退行性病变,在临床上主要表现为膝关节疼痛和不同程度的功能障碍。临床上给予普通针刺及拔罐等常规治疗,效果多不佳,根据患者病情不同,应确定不同的治疗方案。对于膝关节弹响明显的患者,给予关节腔玻璃酸钠注射治疗效果较好;对于膝关节有积液的,先抽取关节积液后行关节腔灌注治疗,部分患者可行关节臭氧灌注加玻璃酸钠注射治疗。中医认为,对于久病不愈的患者,给予小针刀、松拨针、内热针等治疗多能取效。治疗后膝关节的健康宣教和康复锻炼同样重要。

第十七节　瘀血阻滞型腰痛的辨证治疗

患者　焦××,男,56岁,已婚。

初诊时间　2022年2月9日。

主诉　腰部疼痛,行走困难4小时。

现病史　弯腰抱物起身时,突然听到腰部"咯噔"一声,随后出现腰部疼痛,行走困难,便卧床休息,翻身受限。

现症见　患者疼痛明显,行走不便,痛苦面容,双目无神,低头弯腰,手托后背。

既往史　无高血压、冠心病、糖尿病病史及手术、外伤、输血史,无肝炎、结核等传染病病史。无药物及食物过敏史。

查体　患者发育正常,营养良好;神志清楚,两目乏神;语言清晰,呼吸平稳,面色红润,动作灵活,反应一般;头颅圆整,

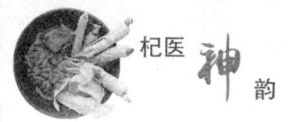

头发花白,两眉稀疏;双目视物自觉暗黑,瞳孔对光反射正常;巩膜无黄染,查视力尚可;耳郭色泽少华,边缘整洁,听力正常,外耳道无流脓;鼻中隔居中,嗅觉灵敏,鼻黏膜无充血或水肿;口唇轻度紫绀,牙齿大部分脱落,佩戴义齿,口腔内黏膜无溃疡,咽喉部无充血或水肿,扁桃体不肥大,气管正中位;胸廓正常,肝肋缘未触及,腹部平软;四肢关节活动自如,余(-)。

舌象 舌质暗红,苔略黄。

脉象 弦、涩。

二便 正常,大便成形,每日一行。小便清澈透明,每日两次,量多。

辅助检查 血压125/80mmHg;脉率78次/分。站立时身体呈前倾姿势,生理曲度尚可,腰3、4处压痛和叩击痛呈阳性,无放射痛;直腿抬高试验、"4"字试验均未见异常。

辨证 患者平素体虚,精气亏损,腰府失养;加之长期务农从事重体力劳动,腰部损伤严重,此次又因体位不正,用力不当,发力过猛,导致腰部经络气血运行受阻,气血阻滞不通,瘀血留着而发疼痛。

诊断 中医诊断:腰痛(瘀血阻滞型);

西医诊断:急性腰扭伤。

治法 行气止痛。

配合针灸:选穴以阿是穴、委中双、腰痛点左、合谷双为主。拔罐:先在疼痛处及周围闪罐,留罐10分钟后,按摩20分钟。

2月10日:疼痛较前略缓解,尚能行走,继续上述治疗。

2月11日:疼痛明显缓解,因怕疼,针灸以局部阿是穴为主,继续拔罐、按摩治疗。

2月12日：患者拒绝针灸治疗，给予拔罐及按摩治疗，自行购买云南白药及尪痹胶囊遵说明书使用。

2月15日：腰部疼痛好转明显，行走自如，各项治疗遵前。

注意事项 注意保暖，避免受凉，防感冒，畅情志，适量运动，卧硬板床。治疗期间以易消化食品为主，禁食油腻、生冷之品。

体会 急性腰扭伤是腰部肌肉、筋膜、韧带组织因外力作用突然受到过度牵拉而引发的，又称"闪腰""岔气"，针刺治疗常可起到立竿见影之效。本病病位在腰部经筋，与膀胱经、督脉关系密切，基本病机是腰部气血壅滞，经络不通，常以阿是穴、委中、后溪为主穴，脊柱疼痛可配合手三里，边针刺边行针，让患者轻运动，常可取得良效。《天元太乙歌》云："委中专治腰间痛。"《针灸甲乙经》曰："腰痛不得俯仰，委中主之。"古人经验总结，用之多效。另外，针灸治疗前，应详细查体，排除外脊柱结核、肿瘤、骨折、韧带断裂等。

第十八节　风寒湿痹型痹病的辨证治疗

患者 周××，女，47岁，已婚。

初诊时间 2021年11月1日。

主诉 双手指关节肿胀疼痛1年，加重1周。

现病史 患者从事保洁工作，1年前接触凉水后出现双手指关节肿胀、疼痛,每天下班回家后用白酒擦拭,疼痛可缓解,疼痛严重时自行服用去痛片可缓解症状。1周前上述症状加重,遂就诊于我院我科。

现症见 双手指关节肿胀、麻木、疼痛,指关节僵硬,活动受限,晨起较为明显,活动后上述症状逐渐缓解,双手颜色较青暗。

既往史 否认高血压、冠心病、糖尿病等病史,否认输血史、手术史、外伤史。否认药物及食物过敏史。

查体 患者痛苦面容,发育正常,营养良好;神志清楚,两目乏神,语言清晰,呼吸平稳,面色青暗,反应灵敏;头颅圆整,头发稍见花白,两眉稀疏;耳郭色泽少华,边缘整齐,听力正常,外耳道无流脓;两眼瞳孔等大等圆,对光反射存在;巩膜无黄染,查视力尚可,结膜无充血;鼻中隔居中,鼻黏膜无充血或水肿,嗅觉灵敏;口唇轻度紫绀,口腔黏膜无溃疡,牙齿无脱落,咽喉部无充血或水肿,功能正常,气管正中位;胸廓及双侧乳房均正常,肝肋缘未触及,腹部平软;四肢大关节活动自如,双手指关节动作欠灵活,余(-)。

舌象 舌质暗淡,苔白。

脉象 沉、细。

二便 大便日行一次,小便日行2~3次。

辅助检查 心、肺功能检查(-),肝、胆、脾、双肾B超未见异常,各项生化指标基本正常。血压120/80mmHg。

辨证 结合患者所从事工作及现症见双手指关节肿胀、麻木、疼痛,指关节僵硬,活动欠灵活,双手颜色较青暗,舌质暗淡,苔白,脉沉、细,判断本证为久痹历节证。此为风寒湿邪侵入筋骨关节,营卫不利、气血凝涩所致。

诊断 中医诊断：痹病（风寒湿痹型）；
西医诊断：类风湿关节炎。

治法 温阳散寒、祛风除湿。

方药 桂枝芍药知母汤加减：桂枝20g、白芍20g、生姜10g、甘草10g、大枣5枚（擘）、桑枝30g、知母10g、川乌10g（先煎2小时）。7剂，每日1剂，水煎200mL，分两次早晚服用。

复诊 2021年11月9日。患者自诉双手指关节肿胀感明显缓解，晨起手指关节僵硬略改善，疼痛减轻。上方不变，继服7剂，嘱患者避免沾凉水。

方解 桂枝助阳化气、温通经脉、发汗解肌，引药于四肢百脉，可用于寒凝血瘀所致的风寒湿痹型关节疼痛等症。白芍养血调经、敛阴止汗、柔肝止痛，可用于治疗因风寒湿邪引起的四肢关节肿胀疼痛、屈伸不利、麻木僵硬等症。甘草健脾益气，清热解毒祛痰，缓急止痛，调和诸药，可治疗脾胃虚弱、筋失所养引起的四肢关节作痛。大枣养血安神、补中益气，善补阴阳、气血、津液等。桑枝善祛风湿，利关节，通经络，达四肢；对痹病，无论新久寒热均可应用，尤宜于寒湿痹、肩痹、关节酸痛麻木者。知母滋阴润燥、清热泻火、生津止渴、止痛、利关节。川乌祛风除湿，温通经络，善止诸痛，尤宜于治疗寒邪偏盛、寒湿侵袭、历节疼痛、不可屈伸。

注意事项 治疗期间注意保暖，避免受凉，双手勿沾冷水，畅情志，适量运动。禁食生冷刺激及油腻食物，以易消化、清淡食物为主。

体会 《金匮要略》曰："诸肢节疼痛，身体魁羸，脚肿如脱，头眩短气，温温欲吐，桂枝芍药知母汤主之。"桂枝芍药知母汤散寒利湿、祛风清热，适应于风寒湿渐次化热之症，风寒湿痹阻关节,气血不畅,则见关节疼痛;湿无出路,留注关节内,则使关节肿胀。本方桂枝、川乌、桑枝温阳、散寒、祛风、除湿,方中生姜温肺散寒、温胃止呕、温脾化饮,治疗脾胃虚寒所致胃脘冷痛,关节肿胀、麻木、僵硬。白芍、知母缓急止痛,同时可防久痹郁而化热,生姜、大枣调和诸药,经方活用,临床才能得心应手。

第十九节　火毒炽盛型蛇串疮的辨证治疗

患者　金×,男,68岁,已婚。

初诊时间　2021年10月20日。

主诉　左侧胸胁部皮肤针刺样疼痛伴簇状斑丘疹3天。

现病史　患者3天前夜间无明显诱因自觉左侧腰部皮肤针刺样疼痛伴瘙痒,未见皮疹,患者未予系统治疗,自行局部涂抹皮炎平无效。昨日左侧胸胁部出现簇状红色斑丘疹,约6cm×7cm大小,呈带状分布,刺痛伴瘙痒。

现症见　左侧胸胁部疱疹样皮损,局部赤红,烧灼样疼痛,伴身热、口干、口苦。

既往史　否认高血压、冠心病、糖尿病等病史,否认肝炎、结核等疾病及接触史,否认手术、外伤、输血史等。否认食物及药物过敏史。

查体　五官端正,头发脱落;两眉稀疏,双侧瞳孔等大等圆,巩膜无黄染,双目自觉暗黑,视力尚可;两侧外耳郭及边缘整洁无齿痕,外耳道流脓,听力下降;鼻中隔居中,鼻黏膜无充血或水肿,嗅觉迟钝;咽喉部无充血或水肿,上下口唇青紫,牙齿大部分脱落,佩戴义齿,口腔黏膜无溃疡,气管正中位;胸廓正常,肝肋缘未触及,腹部平软;四肢关节活动不受限,余(-)。

舌象 舌质红,苔薄黄。

脉象 滑、数。

二便 大便干结难下,小便正常。

辅助检查 心电图:窦性心律。腹部彩超(肝、门静脉、胆、胰、脾、双肾声像图):未见异常。血常规、肝功能、肾功能、血糖、血脂、心肌酶等各项检查:未见明显异常。血压130/85mmHg。

辨证 患者因年高气血有亏无长,营卫之气则不宣通,感受湿邪,湿热熏蒸,脉络不畅,胸胁不和,则湿毒循经外溢,病邪稽留血分,发为红斑;湿热固于肝脾,遂起疱疹;气血不通,不通则痛。

诊断 中医诊断:蛇串疮(火毒炽盛型);

西医诊断:带状疱疹。

治法 清热解毒、祛风除湿、搜风通络。

方药 龙胆泻肝汤加减:金银花10g、板蓝根10g、野菊花10g、龙胆草10g、车前子6g(包煎)、当归15g、川芎10g、蒲公英10g、生地黄10g、泽泻10g。3剂,每日1剂,水煎200mL,分早中晚三次温服。

同时配合皮损局部毫针围刺,加合谷双、曲池双、阳陵泉双以泻法,三阴交双、太溪双、外关双以补法,留针30分钟。取针后,梅花针叩刺疱疹,拔罐放血。

外涂利巴韦林药液,进行TDP照射治疗,口服泛昔洛韦胶囊(一日三次,每次两粒)。

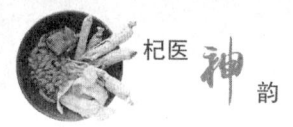

复诊 自诉服药后左侧胸胁部疼痛明显减轻,夜间睡眠佳,红色斑丘疹逐渐消退,局部疱疹基本结痂脱落,仅留色素沉着。舌质淡红,苔薄黄,脉弦细。火毒大势已去,恐有入络留邪而致疱疹后神经痛之患,故予前方加土鳖虫、全蝎、蜈蚣、水蛭通络以善后。

方解 金银花甘、寒,清热解毒,疏散风热,是治痈、肿、疔、疮、疡等症的要药,内服外用皆效。板蓝根清热解毒,凉血利咽,本品苦寒,用于治疗热毒内盛所致斑、疱、疹、痈、肿、疔、疮等症。野菊花疏散风热,平抑肝阳,清利肝经,治疗疮毒、疱疹等必用之。龙胆草清热化痰,止咳平喘,解毒利湿。车前子清热明目、利尿通淋,渗湿止泻,祛痰。当归甘、温而辛,补血活血,调经止痛,专功补血,以引血归经。川芎辛、温,活血行气、祛风止痛,被称为"血中气药",对治疗血瘀气滞有效。蒲公英清热解毒,消肿散结。生地黄清热凉血、利尿通淋,专治温热病热入营血,对口干、舌红有专功。泽泻利水渗湿,泻热,化浊降脂。诸药相配,共奏清热解毒之功,以达疏通经络、调和气血之效。

注意事项 治疗期间注意保暖,避免受凉,穿着宽松衣服,忌出汗,畅情志,适量运动。治疗期间,禁食生冷、辛辣刺激、膏粱厚味之品。

体会 该病的发生多由肝火妄动,脾失健运,外受邪毒,湿热熏蒸皮肤而循经外溢所致。热毒稽留血分,发为红斑;湿热困于肝脾,遂起水疱;湿热搏结,阻于经络,气血不通,不通则痛。前期治疗以清热解毒、祛风除湿为要,后期以搜风通络为主,中医辨证口服汤剂辅以针灸围刺局部阿是穴可以引毒外出,缓解疼痛。取合谷、曲池等阳明经穴,可以疏导阳气、清解邪毒；外关可解风热之邪；三阴交为足太阴、厥阴、少阴之会，阳陵泉是足三阳经筋之会，二穴可疏通全身之经络；太溪既可温补肾阳，又可滋补肾阴，诸穴相配，共奏清热解毒之效。

第二十节　血虚寒凝型胞衣不下的辨证治疗

患者　焦××，女，32岁。

初诊时间　2022年1月20日。

主诉　引产后偶有腹痛。

现病史　患者因妊娠20周查染色体异常引产，偶有腹痛，因不愿进行清宫术，遂来我院我科就诊。

现症见　行引产术后3日复查B超，提示宫腔中央可见范围约7.1cm×1.0cm的条索状弱回声。

既往史　无高血压、冠心病、糖尿病病史；无手术、外伤、输血史；无肝炎、结核等传染病病史。无药物及食物过敏史。

查体　脉率70次/分，呼吸19次/分，血压135/85mmHg。查体合作，语言清晰，神志清楚；面色潮红，头颅圆整；瞳孔对光反射存在，巩膜无黄染，查视力尚可；耳郭色泽少华，边缘整洁，听力正常，外耳道无流脓；鼻中隔居中，鼻黏膜轻度充血水肿；牙齿无脱落，口唇青紫，扁桃体不肥大；胸廓正常，肝肋缘未触及；腹肌紧张，腹部压痛明显，各项化验均正常，余(-)。

舌象　舌质紫暗、苔厚腻。

脉象　弦、滑。

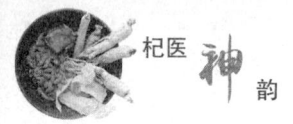

二便 小便失禁,大便正常。

辅助检查 妇科 B 超提示宫腔中央可见范围约 7.1cm×1.0cm 的条索状弱回声。

辨证 妇女以血为本,以血为用。在月经、妊娠、分娩、哺乳期最易耗损阴血。妊娠 20 周引产相当于从瓜蒂上生拉硬拽将胎儿娩出,因分娩用力及出血,气亦耗泄,亡血伤津,营卫不和,气血虚损,营卫不足,故产后多虚。因分娩创伤,脉络受损,血溢脉外,离经之血瘀积胞宫;或产后冲任受损,气血运行失常而致瘀;亦或产后气虚无力运血,血行不畅,则瘀血留滞。此外产后体虚,血室正开,风寒之邪乘虚入侵胞宫,血为寒凝,气机被阻而痛,情志不畅,肝气郁结,经气不利,气滞血瘀而致腹痛,故多虚、多瘀为产后主要症状。

诊断 中医诊断:胞衣不下(血虚寒凝型);
西医诊断:流产后宫腔内残留。

治法 养血祛瘀、温经止痛。

方药 生化汤加减:当归 15g、川芎 12g、桃仁 9g、炮姜 6g、益母草 9g、延胡索 9g、炙甘草 5g。7 剂,水煎服,每天一剂,分两次早晚温服。

复诊 2022 年 1 月 26 日。复查妇科 B 超提示宫腔中央可见范围约 3.5cm×1.5cm 的条索状弱回声。继续抓取 7 剂,煎服法同前。

三诊 2022 年 2 月 9 日。复查妇科 B 超提示宫腔中央可见范围约 2.4cm×1.0cm 的条索状弱回声。前方不变,再进 7 剂,另取黄芪 100g、当归 50g 与乳鸽及鸡肉同放锅中,加水文火熬煮 2 小时后,喝汤吃肉。

四诊 2022 年 2 月 22 日。复查妇科 B 超,提示未见宫腔残留物。

方解 当归性温,可补血活血、调经止痛、润肠通便,既可活血祛瘀,又能化生新血;川芎性温,活血祛瘀、行气开郁、祛风止痛;桃仁性平,活血祛瘀、润肠通便;炮姜辛热,温经止血、散寒祛瘀;益母草、延胡索疏肝理气、祛瘀止痛;炙甘草性平,补脾益气复脉,调和诸药。

注意事项 注意保暖,避免受凉,防感冒,畅情志,适量运动。治疗期间以易消化食品为主,禁食油腻、生冷之品。

体会 引产对人体伤害极大,患者身体虚弱,让宫腔内的残留物质在短时间内全部排除显然是不可能的,应该给予患者足够的心理关怀,帮其树立战胜疾病的信心。故嘱其安心养身体,定期复查,合理搭配某些药物及食物可帮助人体恢复正气,正气存内,邪不可干,人体正气充足才有力量排除宫腔内的残留物质。

生化汤为妇科产后常用方,但应以产后血虚瘀滞偏寒者为宜。临床应用以产后恶露不净、小腹冷痛为辨证要点,本例用方准确,用药灵活,故取得良效。

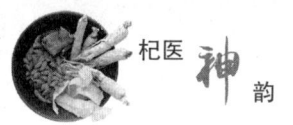

第二章 枸杞茶饮：针对不同体质人群的养生调理方案

中医注重调理人体阴阳平衡，枸杞则是调理、养生、保健、康复之优选。枸杞功善滋补肝肾、平补气血，是明目之良药，凡肝肾精血亏损及早衰诸证，均可用本品进行调理。《寿世保元》记载，单用枸杞熬膏服，或与补肝肾、益精补血之品配伍，效果更佳。《本草汇言》载："枸杞平而不热，有补水制火之能，与地黄同功。"枸杞药性平和，亦食亦药，为延缓衰老及益精明目之食疗佳品。

《本草正》云："枸杞子，味重而纯，故能补阴，阴中有阳，故能补气。所以滋阴而不致阴衰，助阳而能使阳旺……此物微助阳而无动性，故用之以助熟地最妙。其功则明耳目，壮神魂，添精固髓，健骨强筋，善补劳伤，尤止消渴，真阴虚而脐腹疼痛不止者，多用神效。"

我院以枸杞为原料制作枸杞茶饮，让不同体质的人群长期饮用，以增强人体免疫力，疾病未成而除之。未病视神，未病先防，而不是等病情发展到很严重的程度，再投以猛药治疗。

我院对不同体质人群的枸杞茶饮调理方法如下。

一、平和体质

定义：以体态适中、面色红润、精力充沛、脏腑强健壮实为主要特征的一种体质类型。

表现：面色、肤色润泽，头发稠密有光泽，目光有神，鼻色明润，嗅觉通利，味觉正常，唇色红润，精力充沛，不易疲劳，耐受寒热，睡眠安和，胃口良好，二便正常，舌色淡红、润泽，苔薄白，脉和有神。

易患病：平时较少生病。

平和体质人群以维持人体阴阳平衡之枸杞茶饮为主，久服可达到未病先防之效果。推荐方有：

方1：枸杞、椰子、黄芪

方2：枸杞、核桃仁、人参、天精草

方3：枸杞、大枣、党参、长生草

方4：枸杞、沙枣、西洋参

方5：枸杞、桑椹、太子参

选择性应用以上配方，将方中的药材择净，置于茶杯中，冲入沸水，密封10分钟后，少量多次饮用，以提高人体抗病能力。

二、阳虚体质

定义：由于阳气不足，以虚寒现象为主要特征的体质类型。

表现：多形体肥胖，畏寒，手足不温，喜热饮食，精神不振，睡眠偏多，面色柔白，口唇色淡，易出汗，便溏，小便清长。

易患病：感冒、慢性胃肠道疾病、水肿、哮喘、心律失常、甲状腺功能减退、性功能低下、窦性心动过缓、风湿性关节炎等。

以扶阳暖身之枸杞茶饮调理为主。推荐方有：

方1：枸杞、生姜、人参

方2：枸杞、人参、沙枣

方3：枸杞、黄芪、大枣、独活

方4：枸杞、党参、刺五加、生姜片

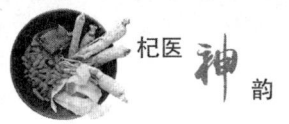

方5：枸杞、沙棘、甘草、枸杞果柄

选择性应用上方，将方中药材择净，置于茶杯中，冲入沸水，密封浸泡5分钟后饮服。每日1剂，反复冲泡，少量多次饮服，可补气、散寒、健脾、润肺、养心。

三、阴虚体质

定义：由于体内津液精血亏虚等，以阴虚内热为主要特征的体质类型。

表现：手足心热、口燥咽干、口干喜冷饮、大便干燥、面色潮红、双目干涩、视物模糊、眩晕耳鸣、睡眠差、小便短涩。

易患病：复发性口疮、慢性咽炎、三叉神经痛、习惯性便秘、干燥综合征、肺结核、支气管扩张、甲状腺功能亢进、系统性红斑狼疮等。

以滋阴填髓、清热之枸杞茶饮调理为主。推荐方有：

方1：枸杞、沙参、百合、地骨皮

方2：枸杞、黄精、石斛

方3：枸杞、麦冬、玉竹、天精草

方4：枸杞、天冬、桑椹、枸杞果柄

方5：枸杞、芝麻、石斛花、独活

选择性应用上方，将方中药物择净，置于茶杯中，冲入沸水，密封浸泡5~10分钟后饮用。每日1剂，反复冲泡，久服可滋阴、清虚热、精血双补、轻身延年。

四、气虚体质

定义：由于元气不足，以气息低弱、机体虚弱、脏腑功能状态低下为主要特征的一种体质类型。

表现：语音低怯，气短懒言，肢体易疲乏，易出汗，唇色毛发不华，头晕健忘，便秘难下，便后仍觉不尽。

易患病:感冒、疲劳综合征、胃下垂、直肠脱垂、营养不良、贫血、神经性尿频、重症肌无力等。女性易患生殖器官脱垂、流产等。

以补气、生津、益肺之枸杞茶饮调理为主。推荐方有：

方1：枸杞、人参、韭菜籽

方2：枸杞、人参、核桃仁

方3：枸杞、黄芪、冬虫夏草

方4：枸杞、太子参、甘草

方5：枸杞、西洋参、黑芝麻

选择性应用上方，将方中药物择净，置于茶杯中，冲入沸水，密封浸泡10分钟后，少量多次饮用，以补气、健脾、益肺、养心，每日1剂，反复冲泡（重度感冒时可暂停服用）。

五、痰湿体质

定义：由于水液内停而痰湿凝聚，致体内代谢废物堆积，不能及时排出体外的体质类型。

表现：体型肥胖，面油色黄，眼微浮肿，易疲劳，胸闷多汗，舌体肥大，舌苔白腻，身重不爽，喜食肥甘厚味，大便不实。

易患病：高血压、糖尿病、肥胖症、高脂血症、痛风、冠心病、代谢综合征、其他心脑血管疾病等。

以化痰、利湿、通畅水道之枸杞茶饮调理为主。推荐方有：

方1：枸杞、茯苓、冬瓜皮、独活

方2：枸杞、玉米须、薏苡仁

方3：枸杞、杏仁、胖大海

方4：枸杞、天竺黄、紫苏叶

方5：枸杞、竹沥、瓜蒌、地骨皮

选择性应用上方，将方中药物择净，置于茶杯中，冲入沸水,密封浸泡10分钟后饮用,以利水、祛湿、化痰、消脂、解毒、散结、排瘀、除弊、宁心、退黄、解暑。每日1剂,少量多次饮服。

六、湿热体质

定义:表现为体内产热过多、过高的体质类型。

表现:形体或胖或瘦,表面油光,易生痤疮,口干、口苦、易疲劳,心烦懈怠,双眼红赤,大便溏泻或黏液便。

易患病:痤疮、疮疖、脂溢性皮炎、复发性口疮、痔疮、痛风、慢性膀胱炎、胆结石、胆囊炎、特异性结肠炎等。

以清热、利湿、通络、化痰、祛风之枸杞茶饮调理为主。推荐方有:

方1:枸杞、桑叶、丝瓜络、天精草

方2:枸杞、木瓜丝、雪莲花

方3:枸杞、白豆蔻、大青叶

方4:枸杞、金银花、车前草

方5:枸杞、茵陈、陈皮、地骨皮

选择性应用以上配方,将方中药材择净,置于茶杯中,冲入沸水,密封10分钟后,少量多次饮用,以利水渗湿、清热通络、和血行血、化痰、顺气。

七、血虚体质

定义:人体血液不足、营养功能减退的一种体质类型。

表现:体形瘦弱,面色苍白,头晕眼花,易脱发或毛发干枯,月经不调,手足麻木,心悸失眠,两眼干涩,便秘。

易患病:血小板减少性紫癜、贫血、习惯性便秘、月经失调、不孕、不育、异常子宫出血等。

以甘温而润、滋补血液之枸杞茶饮调理为主。推荐方有:

方1:枸杞、当归片、何首乌片

方2：枸杞、龙眼肉、熟地黄

方3：枸杞、黑芝麻、阿胶

方4：枸杞、银耳、西洋参片

方5：枸杞、党参、白芍、地骨皮

选择性应用以上配方，将方中药材择净，置于茶杯中，冲入沸水，密封10分钟后，少量多次饮用，以调补气血、养肝血、益心血、化瘀血、和血脉、安五脏、宁魂魄、润肌肤、滋补真阴、封填骨髓。

八、特禀体质

定义：由于先天和遗传因素造成的体质缺陷，包括先天性、遗传性的生理缺陷或某些家族疾病，如过敏反应、免疫功能缺陷等。

表现：有遗传性疾病、先天性疾病、胎传疾病等相关疾病特征，因体质特异情况而不同。

易患病：过敏性疾病，如过敏性鼻炎、过敏性紫癜、荨麻疹等。

本类体质临床多见而又难治，以提高人体免疫力和抗过敏的中药枸杞配方茶饮调理为主。推荐方有：

方1：枸杞、甘草、黄芪

方2：枸杞、人参、黄精

方3：枸杞、西洋参、肉苁蓉

方4：枸杞、党参、灵芝

方5：枸杞、太子参、核桃仁

选择性应用以上配方，将方中药材择净，置于茶杯中，冲入沸水，密封10分钟后，少量多次饮用，以抗过敏、提高人体免疫力。

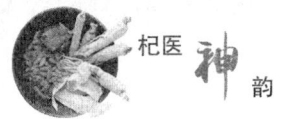

九、气郁体质

定义：由于长期情志不畅，气机郁滞而形成的以性格内向、情绪不稳定、忧郁脆弱、敏感多疑为特征的体质类型。

表现：忧郁脆弱、神经敏感、神情烦闷、乳房胀痛、睡眠差、食欲减退、惊悸、痰多。

易患病：失眠、抑郁症、焦虑症、抑郁性神经症、功能性胃肠病、癔症、精神分裂症等。

以疏散解郁、开胸顺气、宣透升阳、清利脉络之枸杞茶饮调理为主。推荐方有：

方1：枸杞、葛花、菊花

方2：枸杞、葛根、牛蒡子

方3：枸杞、生姜、淡豆豉

方4：枸杞、薄荷、葱白、枸杞果柄

方5：枸杞、桑枝、忘忧草

选择性应用以上配方，将方中药材择净，置于茶杯中，冲入沸水，密封10分钟后，少量多次饮用，以疏散郁滞、清利头目、平抑肝阳、宽胸理气。

十、血瘀体质

定义：因血瘀所致的人体各部位诸痛、不舒之体质。

表现：外伤引起局部红、肿、热、痛等，风湿痹痛、四肢关节痛、疮疡肿痛、瘀血阻滞诸痛。

易患病：胸痹心痛、痈肿疮疡、月经不调、产后瘀阻、跌打损伤引起血瘀之诸痛。

以活血、化瘀、止痛之枸杞茶饮调理为主。推荐方有：

方1：枸杞、红花、桃仁、天精草

方2：枸杞、苏木、月季花

方3：枸杞、红花、丹参

方4：枸杞、藕节、三七花、三七

方5：枸杞、槐花、槐角、独活

选择性应用以上配方，将方中药材择净，置于茶杯中，冲入沸水，密封浸泡10分钟后，少量多次饮用，可凉血、止血、活血、化瘀、消肿、通络、通淋、收敛、生新、行气、止痛。

第二章 枸杞茶饮：针对不同体质人群的养生调理方案

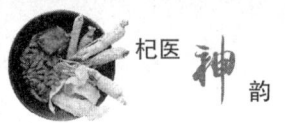

第三章 中药枸杞膏方的制作与临床应用

第一节 中药枸杞膏方的传统制作技艺

我院研制的中药枸杞膏方是以地道珍品枸杞为主料,利用传统方法熬制、有治疗和预防等作用的中药剂型。本品严格按照传统制作方法进行制作,组方简练、用量较大、用时较长,属大方、复方范畴。它充分体现了中医辨证论治和理法方药的传统特色。在制定枸杞膏方前,应根据患者的不同体质和症状表现,经辨证后采用一人一方、量体用药配制,以达到祛病健体之目的。

首先选用大号铜锅、砂锅或304食品级不锈钢锅,因为这些锅的传热性能好、受热均匀、性质稳定,不易与中药材中的化学成分发生不良反应,煎煮出来的药汁质量好,重金属含量不超标。不宜用铁锅、铝锅熬制,因其化学性质不稳定,容易与中药材中的一些化学成分发生反应,导致颜色、口味、质量发生改变而影响药效。

一、传统膏方制作流程

膏方制作需经过选料、漂洗、淋干、浸泡、煎煮、浓缩、收膏、存放等工序。

1. 选料

选取颗粒较小、果形椭圆、皮薄、肉厚、籽少、味甘、微苦微酸的中宁枸杞,因中宁枸杞糖含量低,适宜人群广。先将配方所用药材拣净,去除灰尘杂质。

2. 漂洗

将除杂后的枸杞和方中所配其他药材转移至相应的容器中进行四级漂洗,将残留于表面的农残及沙尘等彻底洗去。

3. 淋干

将漂洗过后的枸杞和其他药材捞出淋干后,分别放入煎锅。

4. 浸泡

将淋干后的枸杞和相配伍的中药材分别放入容量相当的不锈钢桶内,加入适量的洁净水(一定要用过滤纯净水)浸润药材,稍后再加水,以高出药面5cm左右为宜,浸泡6小时,使其充分膨胀,以便药材中的有效成分充分煎煮出来。

5. 煎煮:

将浸泡药材的容器转移至火炉上进行煎煮,先用武火煮沸,再改用文火,保持沸腾并进行搅拌,煎煮1个半小时后停火,即可过网筛滤出头道药汁。再将清水(过滤纯净水)注入煎锅内,煎法同前,此为二煎。待至第三煎后,药味已淡薄,滤净药汁后将药渣舍弃(如药味尚浓时,还可再煎1次)。将前一至三(四)煎所得药汁混合,静置5小时以上再次用网筛过滤,用上清液浓缩收膏。

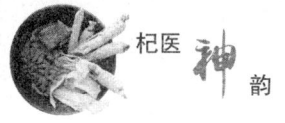

6. 浓缩

将过滤洁净的药汁倒入熬制锅内，先用武火煎熬，加速水分蒸发，并随时撇去浮沫，让药汁慢慢变得稠厚，再改用文火进一步浓缩，此时需不停搅拌，因药汁转厚时极易粘锅底烧焦。搅拌到药汁滴在纸上不散开为度，此时方可暂停煎熬，这就是经过浓缩而成的枸杞膏。

7. 收膏

如需烊化开的胶类药物（如阿胶、黄明胶、龟甲胶、鳖甲胶、鹿角胶等），应先打成粗粉置于适宜容器内，用无灰酒使其烊化后加入其中（用无灰酒是为了去除胶类的腥味，起矫味作用并能快速溶化）。特殊药材处理：有些贵重药材或不耐高温的药材（如人参粉、三七粉、西洋参粉、川贝母粉、藏红花粉、鹿茸粉、冬虫夏草粉等）在收膏的同时，要求将其粉碎为极细药末，同时加入膏中充分搅拌混合。

8. 称重、分装、杀菌、凉膏后密封

待收好的枸杞膏凉至室温后，装入清洁干净的瓷质容器中，先不加盖，用干净的纱布遮盖容器防尘(4~6h)。待完全冷却后，再加盖密封。

9. 存放

将装枸杞膏的瓷罐放置于干净、通风、透气、避光、温度适宜的环境中备用。

二、传统膏方的特点

传统膏方因人配方、对症下药，组方用药周密严谨、加工工艺独特地道，在当下更是独放异彩。就其作用而言，枸杞膏有治病及防病之功；就其形式而言，有成膏及现膏之别。依方制成的膏滋不仅在功效上具有中药复方的作用，而且服用更加方便,在口味上更合时宜,治病兼能强体,尤其适合亚健康人群、患多种慢性病、久患老年病及妇科病的患者。

三、传统膏方的优势

根据患者不同临床症状进行精准辨证,临床中方药灵活,针对性强,可配制出不同的膏滋,有枸杞养心膏、枸杞润肺膏、枸杞明目膏、枸杞降脂膏、枸杞降糖膏、枸杞养发膏、枸杞补血膏、枸杞益气膏、枸杞健脾膏、枸杞利肠膏、枸杞清肝膏、枸杞滋肾膏、枸杞养胃膏、枸杞利胆膏等,深受广大患者青睐。

第二节 枸杞膏方的临床配伍应用

临床膏方的配制应用以病机分析为要,直投佳品制膏调理为主。

一、肺系病证

1. 张××,男,65岁,咳嗽

肺气不宣,肺主一身之气,位在上而其气主降;肾主封藏,位在下而其水宜升,所以升降相因,肺肾交通,而呼吸以匀。脾胃为气机升降的枢纽,脾弱湿困,胃为渊薮,中州湿盛,则肺降被阻,此稍一感触,辄发咳嗽也。胃湿蕴聚,则胃气不和,胃病则机关脉络不通,时为身痛。脾失运化而始生,脾不自运,气机鼓舞而失运。然则致病者湿也,生湿者脾也,脾之不运而生湿者,气也。吴仪洛云"脾健运则湿自除""气旺则痰行水消",

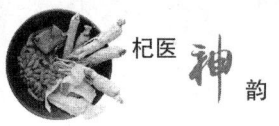

洵哉斯言也。拟补气运湿为主,但调摄之方自当顾及肝肾,择其不滞者投之,方为妥善。备方如下:

枸杞子5000g(炒),炙黄芪200g,制何首乌200g(切),白芍100g(酒炒),人参100g(另煎,冲),生地黄200g(姜汁炒成炭),枳实100g,党参150g,山药100g(炒),厚杜仲150g,云茯苓200g,白术150g,鹿角胶50g,川续断150g,海蛤粉150g,生、熟薏苡仁各100g,怀牛膝100g(酒炒),秦艽100g,制半夏100g,沙苑子100g(盐水炒),桑寄生150g(酒炒),陈皮100g。上药共煎4次,文火收膏。早晚各服20g,开水冲服。如遇感冒则暂停服用。

2. 吴××,女,60岁,吐涎

产育频多,木失涵养,风木上干胃土,中州不舒,胃纳因而日少,甚则涎沫上涌,有似湿从上泛之象。时辄不寐,所谓胃不和则卧不安也。然阳明之气不衰,风木虽从上干,胃气自能抵御,何至土为木乘乎?阳明以通为用,则通补阳明、平肝和胃。宜先用通补煎剂以治肝胃,胸宽,纳谷渐增,再以膏剂养肝之体,庶为得体。备方如下:

枸杞子5000g(炒),人参50g,制何首乌100g,杜仲150g,阿胶珠150g,枳实50g,制半夏50g,白归身150g(酒炒),川续断100g,陈皮100g,白术150g,杭白芍100g(酒炒),白茯苓200g,酸枣仁150g(炒),党参100g。上药宽水煎4次,滤去渣,加文冰500g收膏。早晚各服20g,开水冲服。如遇感冒则暂停服用。

二、心系病证

1. 刘××,男,55岁,心悸

向有遗精,有时其从上冲,则心悸惊怖,不由自主,甚则头晕,满面作麻,牵及四肢。迭投壮水潜阳药,甚合病机,足见阴精内亏,坎中之阳不藏。少阳内寄相火,若冲阳上逆,可致胆木撼动,阳极化风而上旋。宜以柔养镇静之品,俾水中之火不致飞越,阴精自臻固摄耳。备方如下:

枸杞子5000g(炒),熟地黄300g,党参300g,莲子100g,生地黄200g,白术100g,芡实100g(炒),麦冬100g,沙苑子150g,煅龙骨150g(先煎),石斛150g(擘),牡丹皮100g,女贞子100g(酒蒸),山茱萸(炒)150g,柏子仁150g(去油),生牡蛎150g(先煎),杭白芍150g(酒炒),缩砂仁50g(另煎兑入),生山药100g。上药煎4次,浓缩加白冰糖150g收膏,早晚各服20g,开水冲服。如遇感冒则暂停服用。

2. 王××,女,54岁,多寐

脉象濡滑,左尺少力,右尺沉细。壮盛之年虽不至疾病缠绵,而神情疲弱,时多迷睡。考伤寒六经,惟少阴篇有"欲寐"之文。良由命阳不振,阴浊弥漫,胸中阳气失其所。宜于调摄之中,仍寓扫荡阴霾之意,庶与少阴篇之章旨符合也。备方如下:

枸杞子5000g(炒),黄芪200g,半夏150g,人参100g(另煎,冲入),菟丝子100g(盐水炒),厚杜仲150g,生地黄150g(姜汁炙),党参100g,熟附子20g,杭白芍60g(酒炒),补骨脂150g(盐水炒),橘红50g,肉苁蓉150g,制何首乌300g(切),白术100g,山茱萸60g,干姜20g,茯苓150g,枳实20g,玉竹100g,泽泻200g,鹿血50g(另煎冲,渣焙干,研末和入)。上药宽水煎4次,去渣再煎至极浓,加白冰糖100g、阿胶100g(溶化,冲入)收膏,早晚各服20g,开水冲服。如遇感冒则暂停服用。

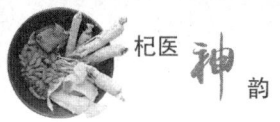

三、肝系病证

1. 任××,男,50岁,眩晕

上则眼目昏花,下则阳道不通,有时火升面热,稠厚之痰从喉间咳出。或谓真阳式微,阳道闭塞,则眼目昏花,火升面热,又系阴虚阳升。如以阳道不通与火升目花分为两途,则欲养其阴,必制阳光,欲助阳光,必消阴翳。未利于此,先弊于彼矣。或者阴阳并虚,水火皆乏,庸有是理。然水火皆乏,安能形气皆盛、起居无恙乎?细察阳道不通,断非阳衰不振。所以阳道不通,与阳气衰乏者,判如霄壤也。脉象弦大,尤为阳气有余之证。拟每晨进育阴之品以潜伏阳气,每晚进清浊之品以化痰祛热。备方如下:

枸杞子5000g(炒)、生地黄300g,制何首乌200g,生甘草30g,熟地黄200g,天冬100g,生牡蛎200g(先煎),麦冬100g,石斛200g,党参200g,生山药150g,茯苓150g,川贝母100g,西洋参100g(另煎,冲入),白术100g,牡丹皮100g,女贞子150g(酒蒸),石决明200g(打),菊花50g,橘红50g(盐水炒),白芍60g(炒),牛膝50g(盐水炒),泽泻50g。上药煎4次,去渣,用阿胶200g、龟胶200g收膏,早晚各服20g,开水冲服。如遇感冒则暂停服用。

2. 蒋××,女,51岁,头痛

阴亏不能制木,木旺化风,风壅阳络,头痛时作时止,风性鼓荡,心中怔悸。盖其阳气日充,禀先天不足之躯,阴不能配合阳气,相衡之下,不能相偶者,即形其相绌也。宜壮水之主,以制阳光。备方如下:

枸杞子5000g(炒),熟地黄150g,川芎50g,茯苓100g,酸枣仁100g(炒打),石决明150g(打),生地黄150g,泽泻60g,

生甘草20g,玉竹100g(炒),杭白芍50g(酒炒),桑叶50g(另煎,冲入),陈皮50g,党参150g,菊花50g(炒),当归身100g,黄芪100g(盐水炙),牡丹皮100g,白术60g,龙眼肉100g。共煎4次,加阿胶150g溶化冲入收膏。早晚各服20g,开水冲服。如遇感冒则暂停服用。

3. 王××,女,45岁,瘕聚

右脐旁瘕聚已久,发则攻筑,为痛为胀,偏右头疼,略一辛劳辄绵绵带下。良以木郁不条达,厥阴之气积成形,下为瘕聚,上为乳病。木旺而阳气上升,是为头痛;冲气不和,则奇脉不固,以致脂液渗泄。木郁宜疏,而肝为刚脏,其体宜柔,应从养血之中疏肝理气。备方如下:

枸杞子5000g(炒),熟地黄250g,党参200g,生地黄300g,当归200g(酒炒),小茴香50g(炒),制香附50g(研),杭白芍100g(酒炒),制何首乌250g(切),麸炒枳壳50g,柏子仁150g(去油),川芎50g,金铃子50g(切),茯神150g,栀子100g(姜汁炒),龙眼肉200g,淮小麦200g,酸枣仁100g(炒研),大枣250g,阿胶200g(溶化、冲入),龟甲胶150g(溶化、冲入)。上药共煎4次,加白蜜300g,冲入收膏。早晚各服20g,开水冲服。如遇感冒则暂停服用。

四、脾胃系病证

1. 黄××,女,40岁,痞满

肾水不足,厥阴有余,上冲胃土,则胃气不降,中脘痞满。历投苦辛通降及镇逆诸法,渐得舒畅。夫六腑以通为用,似不宜更进阴柔。然胃之不降,木犯之也,木之所以上犯,刚太过也,涵木者水也。肾为起病之源,胃乃传病之所,所以胃既通降,即进柔养,其少寐、易汗等症,次第而退也。服食调摄,宜

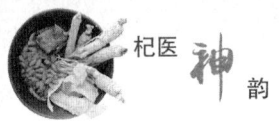

踵此扩充。备方如下：

枸杞子5000g(炒)，生地黄250g(姜汁炒)，制何首乌250g，熟地黄150g，白术200g(用木香12g煎汤)，柏子仁100g(去油)，砂仁300g(另研调入)，川贝母50g，杏仁100g(打)，当归身100g(酒炒)，木瓜皮50g(炒)，橘皮50g，白芍60g(酒炒)，山药150g(炒)，茯神100g，肉苁蓉150g，姜半夏50g，生甘草、炙甘草各20g，酸枣仁100g(炒研)，杜仲150g，枳壳50g(炒)，泽泻60g。上药煎4次，去渣再煎至极浓。用阿胶150g、龟甲胶150g、鹿角胶50g溶化冲入，加白冰糖收膏。早晚各服20g，开水冲服。如遇感冒则暂停服用。

五、肾系病证

1. 王××，男，38岁，遗精

肾为阴，主藏精；肝为阳，主疏泄。故肾之阴虚，则精不藏；肝之阳虚，则气不固。所谓阳强者，即肝脏所寄之相火强耳。甲木之阳乃漂拔，乙木之阳不潜藏，怵惕恐怖，甚至遗精。进以滋阴八味，病之大势遂定。以阴中伏热，由此而泄耳。然诸恙虽平，而遗精数日必发，发必有梦。皆由病盛之时，肝阳相火内吸，致肾阴虚而真水不能上承，心气虚而心阳辄从下坠。阳性本上，宜使之下；阴性本下，宜使之上。今阳上而阴下，遂令阳不能收，阴不能固，遗精之来，大率为此。拟补气以收心阳，壮水以升肾阴。即请正之。备方如下：

枸杞子5000g(炒)，黄芪200g，熟地黄150g，煅龙骨100g(先煎)，煅牡蛎100g(先煎)，生地黄200g，生山药150g，龟甲胶150g，党参150g，沙苑子150g(盐水炒)，桑螵蛸100g，白术100g(炒)，茯苓、茯神各150g，天冬100g，萸肉炭100g，柏子仁100g(去油)，阿胶100g(炒化)，生甘草、炙甘草各

200g,杭白芍 100g(酒炒),麦冬 100g(去心),酸枣仁 100g,远志 80g,益智仁 50g,龙眼肉 150g。上药连煎 4 次,去枯渣收膏,或加白冰糖 200g 熬至滴水成珠为度。早晚各服 20g,开水冲服。如遇感冒则暂停服用。

2. 黄××,男,55 岁,耳鸣

痰热有余,甲木少降,乙木过升,致痰生热,热生风,为耳鸣,为重听。胃为中枢,凡风阳必过阳明而后上旋。阳明为十二经之总司,所以肩臂背肋不时作痛,所谓下虚而上实也。拟壮水育阴,以涵肝木,而以清化痰热治之。备方如下:

枸杞子 5000g(炒),生地黄 400g,柴胡 50g(另煎汤,收膏时冲入),生山药 100g,西洋参 200g(另煎,冲入),橘红 50g(盐水炒),竹沥 250g(滴入姜汁三分,冲入),茯苓 100g,枳实 50g,麦冬 200g,黄芪 100g(盐水炒),竹沥 100g,半夏 100g,牡丹皮 100g,党参 600g,栀子 100g,怀牛膝 150g(盐水炒),杭白芍 150g(酒炒),泽泻 70g。上药共煎 4 次,加白蜜 200g、龟甲胶 200g(溶化,冲入)、阿胶 100g(溶化,冲入)收膏。早晚各服 20g,开水冲服。如遇感冒则暂停服用。

六、气血津液病证

1. 张××,女,45 岁,痰饮

每冬必咳,气急不平,天暖则轻,遇寒则甚,阳虚留饮为患。阳为天道,阴为地道,人生贱阴而贵阳。《黄帝内经》云:"阳气者,若天与日,失其所则折寿而不彰。"素体阳虚,脾肾两病,肾虚水泛,脾虚湿聚,水湿停留,积生痰饮,年深不化,盘踞成窠,阻塞气机,据为山险,上碍肺金右降之路,下启冲气上逆之机,不降不纳,遂为气急。饮为阴邪,遇寒则阴从阳属,虎借风威;遇暖则阴弱阳强,邪势渐杀矣。痰饮生于土湿,土湿本源于水寒,欲化其痰,先燥土湿,欲燥土湿,先温水寒。正所谓外饮治脾,内饮治肾也。肺之不下降,责之胃纳;肾之不纳,责之火衰。欲降其肺,先和其胃;欲纳其肾,先温其阳。所谓上喘治肺,下喘治肾是也。证属阳虚,药宜温补。今拟温肾纳气,温肾则所以强脾;和胃降逆,和胃功兼肃肺。但得土温水暖,饮无由生。胃降金清,气当不逆,气平饮化,咳自愈矣。证涉根本,药非一蹴而就,治仿前贤,方乃三思而定。略述病由,以便裁夺。备方如下:

枸杞子5000g(炒),人参150g,云茯苓200g,白术150g,炙甘草50g,熟地黄200g,桂枝50g,五味子50g,干姜20g,川贝母100g,杏仁100g,砂仁50g(末),炙远志100g,陈皮50g,半夏100g,旋覆花50g(包),补骨脂100g,炙白苏子100g,泽泻50g。上药煎4次,取极浓汁,加鹿角胶200g、龟甲胶200g,均用陈酒炖烊,加白冰糖500g,溶化收膏。早晚各服20g,开水冲服。如遇感冒则暂停服用。

2. 李××,女,75岁,补虚

高年气血两亏,营卫之气不得宣通,遍身脉络抽掣,四肢不遂。腹为至阴,脏阴亏损,则脏络不和。运动之机,不能灵转,腹中常常拘急。下虚不摄,冲阳逆升,痰饮泛逆,气喘痰多,有时并发。营气不行,虚风自动。古稀之年,气血有亏无长,惟有循理按法,方取良效。备方如下:

枸杞子5000g(炒),生地黄500g(姜汁炒),牡丹皮50g,天冬150g,生杜仲150g,党参100g,橘红50g,白芍50g(酒炒),山茱萸70g(炒),怀牛膝150g(酒炒),西洋参100g(另煎,冲入),丝瓜络50g(酒炒),全当归150g(酒炒),茯苓150g,木瓜50g,川贝母100g(去心),天麻100g(煨)。上药宽水煎4次,滤去渣,再煎至极浓。用陈阿胶150g、桑椹胶250g溶化冲入收膏。早晚各服20g,开水冲服。如遇感冒则暂停服用。

3.徐××,男,35岁,精亏

夫精、气、神者,人身之三宝也。论先天之生化,则精生气、气生神;论后天之运用,则神役气、气役精。人身五脏,各有所藏:心藏神,肾藏精,精藏于肾,而主于心。心君泰然,肾精不动,是为平人。尊体气阴两亏,坎离失济,心虚易动,肾虚不藏。神动于中,精驰于下,此梦遗旧恙所由起也。递进膏滋,遗泄渐减,药能应手,未始无功,惟是补牢已晚,亡羊难复,久遗之后,肾阴大伤。肾者主骨,骨中有髓,肾之精也。腰为肾之外候,脊乃肾之道路,肾精去失,骨髓空虚,脊痛腰酸再所必见。肝为乙木,中寄阳魂;胆为甲木,内含相火。肾水既亏,岂能涵木,木失所养,水去火飞,相火不能潜藏,肝阳易于上亢。清窍不充,则为头眩;清窍阻塞,则为耳鸣。阴虚于下,火泄于上,上实下虚,亦势所必然矣。症势各类,治本一途,提纲挈领,补精必要安其神,安神必要益其气,治病必求其本也。壮水以涵其木,滋阴以潜其阳,子虚补母,乃古法也。仍宗前意,再订新方。补气安神,育阴固泄,仿乙癸同源之治,为坎离固济之谋。复入血肉有情之品,填益精髓,复元精之走失,补奇脉之空虚,为日就月将之功,作一劳永逸之计。是否有当,即正高明。备方如下:

枸杞子5000g(炒),党参150g,熟地黄300g(砂仁拌),黄芪200g,怀山药100g(炒),茯苓150g,酸枣仁150g,炙远志50g,炙甘草50g,天冬100g,麦冬100g,厚杜仲150g(盐水炒),桑椹子150g,制何首乌200g,陈皮50g,煅牡蛎200g,胡桃肉100g(盐水炒去紫衣),五味子50g,金樱子50g,芡实150g,

黄柏100g,熟女贞子100g,大枣200g,鳔胶100g(溶化收膏)。上药煎4次,取浓汁,加龟甲胶200g、阿胶200g,均用陈酒炖烊,再将鳔胶和入白冰糖500g,溶化收膏。早晚各服20g,均用开水化服。如遇感冒则暂停服用。

七、妇科病证

1. 安××,女,36岁,调经

阴分久亏,木失涵养,肝强木燥,生火生风。阴血为热所迫,不能固藏,经水反多,甚至一月再至,营血由此更亏。阳气化风上旋为头晕,撼扰神舍为心悸,为火升轰热,诸虚象杂陈。脉形弦细,左部涩弱,且有数意。阴弱阳强,急宜养血益阴,以配合阳气,庶不致因虚致损、固损不复耳。备方如下:

枸杞子5000g(炒)、地骨皮500g、生地黄250g、西洋参150g(另煎,冲入)、酸枣仁100g(炒研)、杜仲150g、茯神100g、熟地黄150g、党参200g、制何首乌100g、白术100g、天冬200g、川石斛200g、生山药150g、柏子仁100g(去油)、乌贼骨200g(炙)、当归炭100g、牡丹皮100g、山茱萸50g(炒)、麦冬100g、墨旱莲100g、菊花30g、杭白芍100g(酒炒)、防风30g、香附60g(蜜水炒)、黑豆衣100g、橘白20g、女贞子100g(酒煎)、生甘草、炙甘草各200g。上药宽水煎4次,每次煎1小时,去渣再煎至极浓,加阿胶200g、龟甲胶200g溶化冲入收膏,以滴水成珠为度。早晚各服20g,开水冲调。如遇感冒则暂停服用。

2. 王××,女,30岁,产后

产育频多,营血亏损,木失涵养,阳气升浮。夏月阳气泄越之时,往往头胀、眩晕、胸闷,若系痧胀,无动辄即发之理。其所以屡发者,亦由阳气之逆上也。兹又当产后,营气更亏,少阳之木火勃升,胸闷、头晕、汗出、手足烙热;咽痛音喑,盖少阴

之脉、少阳之脉皆循喉也。育阴以涵阳气,是一定不易之道。但泄少阳、清气热之药不能合入膏方,另以煎药参服为宜。备方如下:

枸杞子5000g(炒),生地黄200g,西洋参150g(另煎,冲入),天冬100g,石斛150g,远志肉40g,山茱萸60g,酸枣仁100g(炒研),生甘草、炙甘草各50g,女贞子150g(酒蒸),熟地黄200g,玉竹150g,制何首乌250g,麦冬100g,石决明400g(打),当归100g(酒炒),党参200g,制香附100g(打),生山药150g,生牡蛎400g(先煎),茯神150g,杭白芍100g(酒炒),陈皮50g。上药煎4次,用阿胶200g、龟甲胶100g溶化冲入收膏,或加白冰糖200g亦可。早晚各服20g,开水冲调。如遇感冒则暂停服用。

3.赵××,女,30岁,不孕

经事无故而不受孕,平日间亦无他恙,惟时为昏晕,或四肢烙热而酸楚,少腹时满,脉大有力。盖气郁则生热,热从内吸,则子宫枯燥,不能摄精;热盛则生风,风阳鼓旋,则头旋眩晕,脉络不和。养血益阴固属要图,而泄热调气尤为急务。非大剂补益,便是良法也。备方如下:

枸杞子5000g(炒),熟地黄300g(砂仁炙),大连翘100g,生地黄300g(姜汁炙),栀子150g,制香附200g(研),麦冬150g,制何首乌300g(切),当归300g,西洋参200g(另煎,冲入),党参200g,牡丹皮100g,天冬100g,菊花100g,砂仁50g(另煎,冲),杭白芍60g,半夏曲100g(盐水炒),桑寄生150g。上药共煎4次,用清阿胶200g、龟甲胶200g、白冰糖200g溶化冲入收膏,以滴水成珠为度。早晚各服20g,开水冲调。如遇感冒则暂停服用。

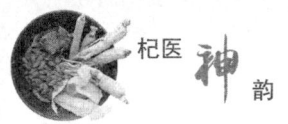

4. 王××,女,31岁,产后

平补气血,颇觉妥善。今值乳子期内,月已至,带下痊愈,惟胃气宿疾时发,则中脘痞痛,嗳气频作,脉急细弦,舌苔花剥。肝肾之阴未充,脾胃之气内结,原拟益气养阴、健中和胃,药求适口,味取甘芳,别出机杼。备方如下:

枸杞子5000g(炒),地骨皮500g,高丽参50g(另煎,冲入收膏),熟地黄200g,炙黄芪200g,当归身200g,白术100g(炒),白芍150g(炒),制何首乌200g,杜仲200g(炒),枳壳、竹茹各150g(同炒),熟女贞子150g,茯苓150g,蒺藜150g,白豆50g,橘皮50g,香橼皮50g,龙眼肉300g,核桃仁300g。加阿胶200g、白冰糖200g溶化冲入收膏,以滴水成珠为度。早晚各服20g,开水冲调。如遇感冒则暂停服用。

5. 孙××,女,白带

久带不止。液耗阳升,头旋眩晕;肝肾空乏,足膝作酸。带脉者,如带之围绕,为一身之约束,带脉有损,则脾胃之湿由此渗溢,脂液由此俱耗。宜补益中气。备方如下:

枸杞子5000g(炒),地骨皮500g,黄芪150g,炙熟地黄250g,菟丝子150g(盐炒),补骨脂100g(盐水炒),党参200g,茯神100g,煅牡蛎200g(先煎),白术100g(炒),杜仲150g,制何首乌200g,穞豆衣150g,山药100g(炒),当归身100g(酒炒),杭白芍100g(酒炒),金毛狗脊200g(去毛,切),法半夏100g,川续断150g(炒),陈皮50g(土炒),菊花50g。共煎4次,溶入真阿胶200g收膏,早晚各服20g,开水冲调。如遇感冒则暂停服用。

八、骨科病证

李××,男,55岁,龟背

任行于前,督引于后,又督脉者,所督护气血经络者也。龟背高凸,先天禀赋有亏;两膝膑时作酸痛,肝肾之空乏已甚;神疲力少,时或凛热,亦固其督。治宜大益肝肾,并补八脉。备方如下:

枸杞子5000g(炒),地骨皮500g,熟地黄200g,茯苓100g,牛膝100g(炒),炙甘草100g,生地黄100g,黄芪150g,制半夏100g,金毛狗脊150g(去毛,切),当归身100g(炒),杭白芍100g(酒炒),西洋参100g(另煎,冲入),川续断100g,陈皮50g,肉苁蓉100g,泽泻50g,白术100g,杜仲100g,熟地黄150g,牡丹皮60g,山药100g(炒),山茱萸50g,制何首乌150g,菟丝子100g(盐水炒)。上药煎4次,加龟甲胶100g、阿胶100g、鹿角胶200g收膏,早晚各服20g,开水冲调。如遇感冒则暂停服用。

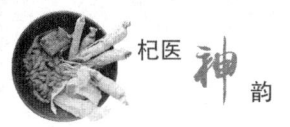

第四章 专题讲座

第一节 耳鸣的中医药防治

耳鸣是指无外界声源刺激时，耳内、颅内产生嗡嗡、嘶鸣等异常声幻觉。耳鸣是一些疾病的症状，而不是一种独立的疾病，如耳蜗微循环病变、听神经损害、脑动脉硬化、糖尿病等均可引起耳鸣。此病多见于中老年人，年轻人发病则多见于女性。耳鸣常常是早期听力损伤的先兆，严重者可能会发展为耳聋。

耳鸣的临床表现主要有主观听到蝉鸣、蚊叫、铃声等声音，亦可有轰鸣等情况，持续2周以上。严重者可出现烦躁、苦恼、睡眠障碍、精神紧张、生活乐趣缺乏、焦虑、抑郁等。

耳鸣的病因主要有以下几个：

长期处于不良的生活环境中，如长期持续的噪音环境或环境中空气不流通。

心理压力过大或遭遇不良刺激。

营养失衡，如饮食偏嗜致铁、锌等微量元素不足。

身体状况不良，如经常劳倦、耗损肾气，渐则致肾阴亏虚，或年龄增长、肾阳渐衰。

长期保持不良生活习惯,如经常过量饮用咖啡、浓茶,过量食用奶酪、巧克力或吸烟、饮酒。

全身性疾病或局部病变也可引起耳鸣,如高血压、低血压、动脉硬化、高脂血症、糖尿病引起的小血管并发症、微小血栓、颈椎病、神经脱髓鞘病变、听神经瘤、药物中毒、中耳炎等。

耳鸣患者不能参加正常的社交活动,工作效率及工作质量低下,易出现差错,患者心理受到严重损伤,生活质量受到严重影响,久拖不治可致耳聋。

调理耳鸣,首先要排除引起耳鸣的因素,调节心理状态,均衡饮食,改善居所、工作环境等,补肾充髓。应注重针对具体因素,辨证调理。具体调理方法如下:

1. 生活起居调摄

保证充分睡眠,规律、科学地进行运动,避免过度劳累。

2. 改善工作、生活环境

所处环境避免噪声,保持空气流通。

3. 确保营养均衡

多食含维生素及铁、锌等微量元素丰富的食物,如黑芝麻、植物油、紫菜、黑木耳、海带、韭菜、黑糯米、牡蛎。可多饮白开水,多吃水果,饮食清淡,不饮浓茶、可乐,戒烟酒。

4. 食疗

(1) 猪肾粥

原料:猪肾脏1对,粳米150g,葱白2根。

制法:将猪肾洗净,切成细丁,和粳米一起常法煮粥,加入葱白2根。每日早晚温热服食。

功效:补肾健脾益胃。适宜中老年腰膝酸软、头晕眼花、耳鸣耳聋者服用。

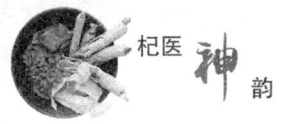

(2) 羊肉粥

原料：瘦羊肉 150~250g,粳米 250g,姜、葱、蒜、盐各适量。

制法：将瘦羊肉切成小块,加粳米同煮,放入姜、葱、蒜、盐。

功效：温补肝肾。适宜老年人阳虚畏冷、腰膝酸软、耳鸣耳聋者服用。

(3) 黑木耳瘦肉汤

原料：黑木耳 30g,瘦猪肉 100g,生姜 3 片,盐适量。

制法：瘦猪肉切丁,黑木耳洗净,加生姜 3 片、水适量,文火炖煮 30 分钟,加适量盐服食。

功效：补肾纳气,活血润燥。对耳鸣耳聋伴高脂血症者更加适宜。

(4) 莲肉大枣扁豆粥

原料：莲肉 20g,大枣 10 枚,白扁豆 20g,粳米 100g。

制法：莲肉、大枣、白扁豆、粳米加水常法煮粥。每日早晚温热服食。

功效：益气补血,健脾养胃。适宜肥胖及神经衰弱者服用。

5. 中医辨证施治

(1) 肾阳不足、湿困中焦、虚实夹杂型

主症：耳鸣如蝉,时轻时重,夜晚略轻,头晕,身重,神疲乏力,且睡眠差,口淡无味,夜尿频数。舌边尖红、苔黄厚,脉弦细。

治法：宣化畅中,益肾补气。

方药：三仁汤合二至丸加减。杏仁 15g、山药 20g、人参 10g、半夏 15g、厚朴 15g、蝉蜕 10g、黄芪 20g、甘草 5g、薏苡仁 20g、女贞子 20g、墨旱莲 20g、白豆蔻 10g、决明子 20g、夏枯草 20g、枸杞子 15g。

(2)邪热客于少阳胆经型

主症:耳鸣,听力下降,口苦,咽干,头眩,目赤,胸中烦闷,舌质红、苔黄,脉弦细数。

治法:和解少阳,佐以祛热平肝火。

方药:小柴胡汤加减。柴胡 15g、黄芩 15g、半夏 10g、党参 10g、甘草 10g、生姜 10g、大枣 6 枚、菊花 15g、僵蚕 15g、龙胆 15g、枸杞子 15g。

(3)肝火炽盛型

表现:突发耳鸣、耳聋,头痛面赤,口苦咽干,心烦易怒,大便秘结,舌质红、苔黄,脉弦数。

方药:龙胆泻肝汤加减。栀子 10g、黄芩 12g、柴胡 12g、生地黄 15g、木通 10g、泽泻 12g、白芍 15g、甘草 10g、龙胆 15g、车前子 10g、枸杞子 15g。

(4)肾精亏虚型

表现:耳鸣或耳聋,多兼头晕,目眩,腰膝酸软,舌质红,脉细弱。

治法:补肾益精。

方药:杞菊地黄丸加减。熟地黄 30g、山药 15g、茯苓 12g、泽泻 12g、牡丹皮 12g、菊花 15g、山茱萸 15g、枸杞子 15g。

(5)心阳不振、精气两虚型

表现:时常头晕、耳鸣,心慌、心悸,多汗体倦,气短懒言,咽干口渴,肌肤麻木,四肢发冷,舌淡体胖,苔白、滑,脉虚数。

治法:通阳益气,养阴生津。

方药:生脉散合黄芪桂枝五物汤加减。麦冬 15g、当归 10g、黄芪 40g、桂枝 20g、赤芍 20g、生姜 20g、大枣 6 枚、五味子 20g、炙甘草 30g、党参 30g(或人参 10g)、枸杞子 15g。

6.针灸治疗

实证:疏风泻火,通络开窍。主要取耳区局部穴及足少阳经穴。

主穴:听会、翳风、中渚、侠溪。

配穴:外感风邪配外关、合谷。肝胆火盛配太冲、丘墟。

虚证:补肾养窍。主要取足少阴经穴、耳区局部穴。

主穴:太溪、肾俞、听宫、翳风。

头针:取双侧颞后线,头针常规针刺。

穴位注射:取听宫、翳风、完骨、肾俞、阳陵泉。选用复方丹参注射液或当归注射液或维生素 B_{12} 注射液,每穴注射 $0.5\sim1mL$。

第二节　妇女更年期综合征的中医药防治

更年期是指从生育年龄过渡到老年的阶段,45~55岁是女性一生中的"多事之秋",更年期心理卫生直接关系到女性的身心健康。更年期综合征是妇女的常见病证,由于卵巢功能减退,机体会发生一系列改变。常见症状是自主神经功能失调引起的心血管症状、精神症状和新陈代谢障碍,如头晕、眼花、耳鸣、失眠、焦虑、抑郁、高血压、易激动、神经过敏、面色潮红、情绪不稳、月经紊乱、记忆力减退、关节肌肉疼痛等。

《素问·上古天真论》云:"女子七岁,肾气盛,齿更发长。

二七而天癸至,任脉通,太冲脉盛,月事以时下,故有子。三七肾气平均,故真牙生而长极。四七筋骨坚,发长极,身体盛壮。五七阳明脉衰,面始焦,发始堕。六七三阳脉衰于上,面皆焦,发始白。七七任脉虚,太冲脉衰少,天癸竭,地道不通,故形坏而无子也。"

中医学中没有更年期综合征这一病名,相当于绝经前后诸证,也有人认为其属"脏躁"范畴。中医认为,本病的发生与绝经前后的生理特点有密切关系,妇女49岁前后,肾气由盛渐衰,天癸由少渐至衰竭,冲任二脉气血也随之衰少。在此生理转折时期,受内外环境的影响,如素体阴阳偏盛或偏衰,素体抑郁,宿有痼疾,或家庭、社会等环境改变,易导致肾脏阴阳失调而发病。"肾为先天之本",又"五脏相移,穷必及肾",故肾的阴阳失调每易波及其他脏腑,而其他脏腑病变久则必然累及肾,故本病之本在肾,常累及心、肝、脾等多脏多腑,致使本病证候复杂。

更年期综合征机体不能分泌足够的性激素,而这些激素恰恰可以随着血液分布到全身各处,影响其他组织器官的功能。骨骼受影响,就会出现腰酸背痛,腿脚不灵;心血管功能受影响,就会出现胸闷、心慌、出虚汗,血压忽高忽低;若情绪受影响,则或烦躁易怒,或失落忧郁;性器官受影响,则出现外阴干枯、性功能减退、外阴瘙痒等;乳房受影响,则乳房萎缩下垂,乳头、乳晕色素减退,组织软塌;泌尿系统受影响,则尿频、尿急、尿失禁,易发生尿路感染;内分泌系统受影响,则易患高脂血症、高血压、糖尿病,甲状腺功能减退症引起黏液性水肿、血管神经性水肿或低蛋白血症、营养不良性水肿、免疫功能减退,易并发感染和肿瘤等。同时,更年期妇女易患抑郁症、强迫症、焦虑症、妄想症,易产生厌世感而自残自杀,极少数患者会

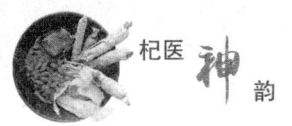

发生精神分裂症。预防或减轻更年期综合征的发生,直接决定着患者的生命质量及预后。

预防更年期综合征的措施如下:

1. 科学普及更年期相关知识

要科学普及女性在更年期可能会发生的生理心理变化,更年期是一生中必不可少的生理过程,每个人对更年期的反应及其征象只有程度轻重、时间长短的差别。将要进入和已进入更年期的人,尤其是女性,要做好心理准备去迎接这一变化,并定期去医院进行妇科检查,关注激素水平的变化等。

2. 积极参与集体活动,保持心情愉快

情志失调、长期郁怒易导致气机郁结、气血逆乱,郁久化火,伤津耗液,最终导致更年期综合征发生。许多更年期综合征患者在发病前或发病初,常有被抑郁悲怒等七情所伤的表现,而内伤七情之中,怒、思、忧对妇科病证的影响较大,这也是导致更年期综合征的主要情志原因。因此,预防更年期综合征,首先应保持情绪稳定,乐观豁达,不患得患失,适当控制情绪,减少忧伤、焦虑及郁怒情绪。

3. 注意饮食调养,确保阴阳平衡

饮食有节,避免暴饮暴食,注意膳食平衡。适量摄入蔬菜和粗粮,多吃水果,少食辛辣食物。更年期综合征患者多表现为阴虚,故应适当进食滋阴养血的食物,如鸭肉、百合、山药、银耳、莲子、花生、甘蔗、广柑、蜂蜜、牛奶、核桃仁等,早餐喝粥有利于和胃生津,如百合莲子粥(润肺益肾)、百合杏仁粥(润肺止咳)、扁豆粥(健脾和胃)、山药粥(健脾固肾)、核桃仁粥(益脑润肌防燥)、松仁粥(润肺润肠安神)、菊花枸杞粥(明目滋肾养神)等。

多吃一些改善性腺功能的食物,如虾粥、当归生姜羊肉汤、羊肾粥等,因为改善性腺功能可以从根本上减轻更年期患者的各种症状。

可多吃一些有助于改善神经功能和心血管功能的食物,如参枣粥、百合红枣粥、甘麦大枣汤、桑椹蜜膏、枸杞黄精粥、桂圆核桃仁粥等。这些食物对治疗头痛、头晕、乏力、手脚发凉麻木、失眠等有一定效果。

4. 保持良好的生活习惯

人与自然息息相关,因此养生应做到生活起居遵循自然规律,起居有常。起居失常会使人体气机逆乱,损伤正气,损耗阴液,同时过劳伤阴,滋生内热,内热又耗伤阴津,两者互为因果,导致更年期综合征的发生。

吸烟对生殖功能有不利影响,可使身体器官和皮肤老化。研究表明,吸烟女性患乳腺癌、子宫颈癌的概率明显高于不吸烟者。

5. 注重家庭关怀

处于更年期的妇女对个人、家庭、社会及过去、现在、未来都要尽量有正确的认识和评价,爱护、体谅家人。子女及亲属也要对处于更年期阶段的女性的心理生理变化有所了解,如果她们出现烦躁、发怒等症状时,家庭成员需要多谅解、多照顾,使之平稳度过更年期。总之,如果整天心烦意乱、忧心忡忡、悲观,会削弱机体的免疫功能和器官的整体功能,加重更年期综合征的症状。

6. 重视健康教育和定期检查

要加强健康教育,让人们了解更年期综合征及其并发症,正确认识更年期综合征的危害。同时,定期检查不仅能有效排除宫颈癌、子宫肌瘤等器质性病变,还能够监测激素水平变化,帮助患者建立信心,减少对更年期综合征的惧怕心理,解

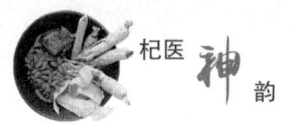

除其思想顾虑。精神上力求做到开朗、豁达、乐观,劳逸结合,避免过度紧张劳累。

7. 在医生指导下进行运动

坚持"以不疲劳为度"的原则,选择自然、轻松、舒展、柔和的运动方式,如散步、健身操、太极拳、交谊舞、游泳等。

对更年期综合征的治疗主要有两种方法,一是中医辨证调治,二是激素补充治疗。

1. 中医辨证施治

(1) 肝气郁结型

①精神郁结

主症:精神抑郁,善太息,脘闷嗳气,胸胁胀痛,腹胀纳呆,月经不调。苔薄,脉弦。

治法:疏肝解郁、理气和胃。

方药:逍遥散加味。当归12g、茯苓12g、柴胡15g、白芍10g、白术9g、甘草3g。

②肝郁化热

主症:情志不遂,头晕、目眩,口苦、咽干,心胸烦闷,口干口渴,便秘溲赤。舌红、苔黄,脉弦数。

治法:清肝解郁、调理脾胃。

方药:丹栀逍遥散加减。牡丹皮12g、栀子12g、柴胡10g、当归15g、白芍10g、白术15g、茯苓15g、甘草3g、枸杞子5g。

(2) 肾阴虚型

主症:月经来迟或月经后期,量少,渐至闭经,头晕耳鸣,腰膝酸软,五心烦热,盗汗潮热,颧红唇赤。舌红,苔少或无苔,脉细数。

治法:滋肾益阴、养血调经。

方药:六味地黄丸合左归丸加减。熟地黄10g、山药10g、龟甲 20g(打碎,先煎)、鳖甲 20g(打碎,先煎)、青蒿 10g、山茱萸 10g、枸杞子 10g、菟丝子 10g、鹿角胶 10g、川牛膝 10g、地骨皮 10g。

(3) 肾阳虚型

主症:月经后期,量少,渐至闭经,头晕耳鸣,腰痛肢冷,小便清长,夜尿多,大便溏薄,面色晦暗或目眶发黑。舌淡,苔白,脉沉弱。

治法:温肾助阳、养血调经。

方药:金匮肾气丸、右归丸或十补丸加减。熟地黄 15g、山药 15g、泽泻 10g、茯苓 10g、牡丹皮 10g、肉桂 3g、山茱萸 15g、炮附子 3g(先煎 1 小时)、五味子 5g、枸杞子 10g。

(4) 阴虚阳亢型

主症:眩晕,头痛,耳鸣耳聋,急躁易怒,面色红赤。舌红,苔薄黄,脉弦有力。

治法:育阴潜阳、镇肝息风。

方药:镇肝熄风汤加减。怀牛膝 20g、生赭石 20g、生龙骨 20g(打碎,先煎)、生牡蛎 20g(打碎,先煎)、生龟甲 15g(打碎,先煎)、白芍 15g、玄参 15g、天冬 10g、枸杞子 5g、川楝子 10g、生麦芽 15g、茵陈 10g、甘草 5g。

(5) 脾虚型

主症:月经不调,闭经,数月一行,肢倦神疲,食欲不振,脘腹胀闷,大便溏薄,面色淡黄或㿠白。舌淡胖有齿痕,苔白腻,脉缓弱。

治法:健脾益气、养血调经。

方药:参苓白术散加减。人参 10g、白术 10g、茯苓 10g、白扁豆 10g、甘草 5g、山药 20g、莲子 10g、薏苡仁 15g、砂仁 10g(另包,后下)、桔梗 10g、当归 10g、牛膝 10g。

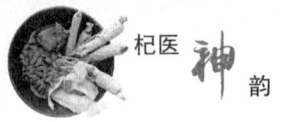

(6) 血虚型

主症：月经停闭数月，头昏目花，心悸怔忡，少寐多梦，皮肤不润，面色萎黄，舌淡，苔少，脉细。

治法：补血养血，活血调经。

方药：归脾汤加减。白术15g、茯神15g、龙眼肉10g、酸枣仁15g、远志10g、人参10g、炙甘草5g、木香8g、枸杞子5g、当归10g、生姜5片、大枣5枚(擘)、鸡内金15g、鸡血藤15g。

更年汤（《周信有经验方》） 组成：淫羊藿20g、当归10g、生地黄20g、杭白芍15g、菊花15g、丹参20g、紫草15g、栀子10g、黄芩10g、酸枣仁20g(炒)、夜交藤20g、五味子20g、生龙骨30g(先煎)、生牡蛎(先煎)30g、珍珠母(先煎)30g。

功效：补益肝肾，调理阴阳，温下清上，育阴潜阳。

用法：水煎服，每日1剂，一剂两次，早晚温服。

方义：药理研究证明，淫羊藿有雄性激素样作用，为中医温肾壮阳之要药，有促进卵巢功能的作用。当归、杭白芍补肝血，养肝阴；紫草、丹参凉血和营，通利血脉；菊花、栀子、黄芩清热除烦、清利头目；生龙骨、生牡蛎、珍珠母平抑肝阳，镇心安神；炒酸枣仁、五味子、夜交藤养心安神，五味子又能滋肾敛汗。各药随症而施，共奏补益肝肾、调理阴阳、温下清上、育阴潜阳之功效。

方中生地黄：本品干凉质润，可养阴清虚热，生津止烦渴。功善清热凉血，多用于虚热精亏证。

加减运用：伴白带多者加苍术10g、椿皮20g；肝肾阴虚明显者，加桑椹20g、枸杞子20g；发热明显者，加知母10g、黄柏10g、青蒿10~15g、地骨皮15g。

2.激素补充治疗

激素补充疗法在短时期内可以改善更年期的症状，中长期使用可以预防骨质疏松、心血管疾病、老年期痴呆等。此外，长期补充激素的妇女，每年应做子宫颈涂片检查及乳房影像学检查；肝炎患者如果口服女性激素，应每三个月检查一次肝功能。

口服激素可分为周期性及持续性两种，周期性适合停经前中期的妇女。规律的出血为子宫内膜剥落所致，使子宫内膜有新陈代谢的机会，其用法为每日口服雌激素，再配合服用12~14天黄体酮。

另外，也可补充一些复合维生素，以达到平衡阴阳的效果，有效改善更年期综合征的症状。

第三节 颈椎病的中医干预方案

颈椎病又称颈椎综合征，是颈椎骨关节炎、增生性颈椎炎、颈神经根综合征、颈椎间盘突出症的总称，是一种以退行性病理改变为基础的疾患。表现为椎关节失稳、松动，髓核突出或脱出，骨刺形成，韧带肥厚和继发的椎管狭窄等，刺激或压迫邻近的神经根、脊髓、椎动脉及颈部交感神经等组织，引起一系列症状和体征。

多发群体：中老年人、睡眠体位不佳者、长期坐姿不当者。
常见病因：慢性劳损、颈椎退行性病变、发育性颈椎管狭窄等。

一、颈椎病的分类

颈椎病可分为神经根型颈椎病、脊髓型颈椎病、椎动脉型

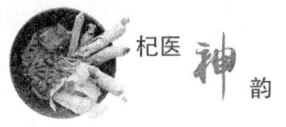

颈椎病、交感神经型颈椎病、颈型颈椎病和混合型颈椎病。

1. 神经根型颈椎病

具有较典型的根性症状（麻木、疼痛），且范围与颈神经所支配的区域一致；压头试验或双侧臂丛神经牵拉试验阳性；影像学所见与临床表现相符合；排除胸廓出口综合征、肘管综合征、腕管综合征、肩周炎等所致的以上肢疼痛麻木为主的疾患。

2. 脊髓型颈椎病

临床上出现颈脊髓损耗的表现；X线片显示椎体后侧骨质增生、椎管狭窄，CT或MRI证实存在脊髓压迫；除外肌萎缩型侧索硬化症、脊髓肿瘤、脊髓损伤、多发性末梢神经炎等。

3. 椎动脉型颈椎病

曾有猝倒发作，并伴有颈性眩晕；旋颈试验阳性；X线片显示节段性不稳定，或寰枢关节脱位；多伴交感神经症状；除外眼源性、耳源性眩晕；除外颈动脉Ⅰ段（进入颈6横突孔以前的颈动脉）和颈动脉Ⅲ段（出颈椎进入颅内以前的椎动脉段）受压引起的基底动脉供血不全；必要时需行椎动脉造影或数字减影椎动脉造影(DSA)。

4. 交感神经型颈椎病

临床表现为头晕、眼花、耳鸣、手麻、心动过速、心前区疼痛等一系列交感神经症状，X线片显示颈椎有失稳或退变。

5. 颈型颈椎病

颈型颈椎病也称局部型颈椎病，是指具有头、肩、颈、臂的疼痛及相应的压痛点。X线片上没有椎间隙狭窄等明显的退行性改变，但可以有颈椎生理曲线的改变、椎体间不稳定及轻度骨质增生等变化。

二、颈椎病的治疗

牵引治疗：牵引能有效改善部分患者的症状。

手法推拿：是颈椎病较为有效的治疗措施，能有效缓解颈肩肌群的紧张及痉挛，恢复颈椎活动，松解神经根及软组织，缓解症状。

针灸拔罐疗法：对缓解颈椎病引起的疼痛麻木有较好效果。

理疗：各种理疗对缓解症状有一定疗效。

针刀疗法。

颈椎穴位射频疗法（本科室特色疗法）。

手术治疗：神经脊髓受压严重者建议手术治疗。

颈椎病是可以预防的，比如做"米"字操、"风"字操、与项争力、犀牛望月、六字诀、撞墙功。同时注意避免颈部过度劳损和颈部外伤。

第四节 慢性疲劳综合征的中医干预方案

慢性疲劳综合征以原因不明的慢性疲劳为主要特征，疲劳的症状至少持续 6 个月以上，导致患者日常活动能力明显下降，并且这种疲劳经休息或加强营养后不能缓解。慢性疲劳综合征与个体身体状况、心理应激因素、社会应激因素等密切

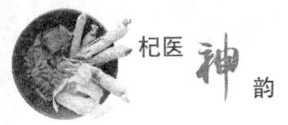

相关。除疲劳的症状外,还可伴随咽痛、淋巴结肿痛、肌肉痛、关节痛、头痛等一系列躯体症状及短期记忆力下降、注意力不集中、睡眠紊乱(嗜睡或失眠)等认知功能障碍,情绪变化(抑郁或焦虑)等精神神经症状,且尚未发现特异的实验室诊断指标。

一、判断依据

1. 临床不能解释的持续或反复发作的慢性疲劳

①该疲劳不是持续用力的结果。②经休息后不能明显缓解。③导致工作、学习、社会活动、个人活动水平较前明显下降。

2. 下列症状中出现4项或4项以上

①短期记忆力或注意力明显下降。②咽痛。③颈部或腋窝淋巴结肿大、触痛。④肌肉痛。⑤没有红肿的多关节疼痛。⑥头痛。⑦不能解乏的睡眠。⑧运动后的疲劳持续超过24小时。

二、调理方法

1. 生活起居调摄

(1) 适当进行户外活动,如每日晨跑20分钟或慢走30分钟,多参加团体活动。

(2) 保持情绪平稳,少动怒、激动。

(3) 可泡温泉浴30分钟或按摩20分钟,以消除躯体肌肉酸痛。

(4) 戒烟限酒,每日酒精摄入量应少于25g。

(5) 养成良好的睡眠习惯,睡前不宜吃得过饱,不要吃刺激性或兴奋性食物;按时作息,并注意睡眠姿势、环境;睡眠规律要与四季对应。老年人宜保持每日5~6小时睡眠,年轻人每日睡眠可在7~8小时。

(6)运动疗法,因人因时而异,循序渐进。以放松项目为主,如散步、瑜伽、气功、太极拳等,以改善慢性疲劳综合征人群的疲劳状态、减少其负面情绪。

(7)增加娱乐保健项目,如听音乐、对弈、垂钓、书法等。

2. 饮食调摄

饮食定时定量,全面均衡,多吃碱性食物和富含维生素C、B族维生素的食物,如苹果、海带、新鲜蔬菜等,以中和体内酸性环境,达到消除疲劳的目的。

3. 食疗

(1) 人参粥

原料:人参5~10g,粳米50~100g。

制法:将人参切成小块或片状,用清水浸泡40分钟,放入砂锅内,先用武火煮开后,改用文火熬2小时,再将粳米洗净放入人参汤中煮成粥。

功效:补中、益气、健脾。适宜于饮食无味、腹部虚胀者食用。

(2) 大枣粟米茯神粥

原料:大枣5枚,粟米50g,茯神10g。

制法:水煎煮茯神,滤取汁液,以茯神汁液与大枣、粟米同煮为粥。每日2次,早晚服食。

功效:补中益气,养血安神。适宜于脾气虚弱、心神不宁者食用。

(3) 龙眼冰糖饮

原料:龙眼肉30g,冰糖100g,白酒500mL。

制法:将龙眼肉、冰糖放入白酒中浸泡1~3个月。每次饮用20mL,每日2次。

功效:消除疲劳,强健身体。适宜于慢性疲劳者饮用。

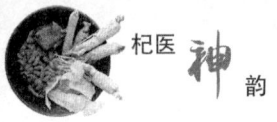

(4) 枸杞炖乳鸽

原料：乳鸽1只，枸杞子30g，黄精30g，盐、味精各少许。

制法：将乳鸽去毛及内脏，洗净，把枸杞子、黄精装入乳鸽腹内，加适量水，文火炖烂熟，加盐、味精适量，调味即成。弃药，吃肉喝汤，每日1次。

功效：滋养肝肾，补精益智。适宜于肝肾亏虚者食用。

4. 中医辨证施治

(1) 内虚外感型

主症：神疲乏力，发热，微恶风寒，咽痒不适或略有疼痛，头痛，周身肌肉关节酸痛，淋巴结肿痛，或伴有头脑昏沉、记忆力下降等。苔薄或腻，脉浮或濡或缓。

治法：扶正祛邪。

方药：败毒散。党参15g、茯苓15g、枳壳10g、甘草5g、川芎10g、羌活10g、独活10g、柴胡10g、前胡10g、桔梗10g。7剂，煎服，加水200mL，煎至150mL时，将药液滤出，同法进行二煎，两液合并，存取，早、中、晚各服100mL。

(2) 肝郁脾虚型

主症：神疲乏力，四肢倦怠，不耐劳作，头部及周身窜痛不适，抑郁寡欢，悲伤欲哭，或急躁易怒，情绪不宁，注意力不能集中，记忆力减退，胸肋满闷，喜太息，头晕，低热，睡眠不实，纳食不香，腹部胀满，便溏，月经不调。舌苔白，舌体胖，脉弦缓无力。

治法：健脾益气，疏肝解郁。

方药：补中益气汤合逍遥散加减。黄芪20g、党参20g、升麻9g、柴胡6g、白术9g、当归9g、茯苓9g、白芍9g、甘草6g、槐花9g、生地黄12g。7剂，煎服，加水200mL，煎至150mL时，将药液滤出,同法进行二煎,两液合并,存取,早、中、晚各服100mL。

(3) 脾虚湿困型

主症:神疲乏力,四肢困重,酸痛不适,头重如蒙,困倦多寐,胸脘痞塞满闷,纳呆便溏。舌体胖,苔白腻,脉濡细。

治法:健脾燥湿。

方药:六君子汤。党参20g、白术15g、茯苓15g、半夏15g、陈皮10g、甘草5g。7剂,煎服,加水200mL,煎至150mL时,将药液滤出,同法进行二煎,两液合并,存取,早、中、晚各服100mL。

(4) 中气不足型

主症:神疲乏力,气短懒言,自汗,食后困倦多寐,头晕健忘,身体发热,劳累后发生或加重,食少便溏。舌质淡、苔薄白,脉细弱。

治法:补中益气,升阳清热。

方药:补中益气汤加减。黄芪20g、柴胡15g、党参10g、白术10g、陈皮10g、炙甘草6g、当归10g、升麻6g、葛根10g、荷叶6g。7剂,煎服,加水200mL,煎至150mL时,将药液滤出,同法进行二煎,两液合并,存取,早、中、晚各服100mL。

(5) 心脾两虚型

主症:精神疲倦,四肢无力,劳则加重,精神忧郁,不耐思虑,思维混乱,注意力不能集中,心悸健忘,胸闷气短,多梦易醒,食欲不振,头晕头痛,身痛肢麻,面色无华。舌质淡,脉细弱。

治法:益气补血,健脾养心。

方药:归脾汤。人参10g、白术15g、黄芪20g、甘草5g、茯苓15g、远志10g、酸枣仁15g、龙眼肉10g、当归10g、木香10g、大枣10g。7剂,煎服,加水200mL,煎至150mL时,将药液滤出,同法进行二煎,两液合并,存取,早、中、晚各服100mL。

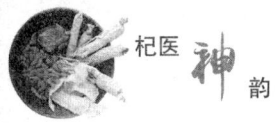

(6) 脾肾两虚型

主症:精神萎靡,面色苍白,肢软无力,腰膝酸软,困倦嗜睡,懒言多汗,畏寒肢冷,食少便溏,或遗精阳痿、性欲减退。舌质淡,苔白,脉沉迟无力。

治法:温中健脾,益肾壮阳。

方药:右归丸。熟地黄25g、山药10g、山茱萸10g、杜仲15g、附子5g、肉桂5g、枸杞子15g、菟丝子15g、鹿角胶10g、当归10g。7剂,煎服,加水200mL,煎至150mL时,将药液滤出,同法进行二煎,两液合并,存取、早、中、晚各服100mL。

(7) 肝肾阴虚型

主症:形体虚弱,神疲乏力,头晕头痛,耳鸣眼涩,腰膝足跟酸痛,潮热盗汗,口干咽痛,心烦易怒,午后颧红,淋巴结肿痛,遗精早泄,月经不调。舌质红、少苔或无苔,脉弦细数。

治法:补益肝肾,滋阴清热。

方药:知柏地黄丸。熟地黄24g、山茱萸12g、山药12g、泽泻10g、茯苓9g、牡丹皮9g、知母6g、黄柏6g。7剂,煎服,加水200mL,煎至150mL时,将药液滤出,同法进行二煎,两液合并,存取、早、中、晚各服100mL。

5. 针灸治疗

常用穴位有足三里、百会、关元、气海、三阴交、内关及背俞穴。

6. 膏方

根据临床症状,应用中医辨证法开具膏方,熬制膏滋,进行调摄。

第五节　失眠症的中医干预方案

失眠是指经常（持续2周以上）不能获得正常睡眠，如入睡困难、睡中易醒、醒后再睡困难、早醒、睡眠不实伴多梦，晨起后不解乏或全身不适，排除各种疾病（如抑郁症、精神分裂症、心功能不全等）导致的睡眠减少。

一、判断依据

1. 以睡眠减少为主要症状，包括难以入睡，睡眠不深，易醒，多梦，早醒，醒后不易再睡，醒后感到不适，疲乏或白天困倦。

2. 上述睡眠障碍持续2周以上。

3. 引起明显苦恼，伴工作、学习效率下降。

4. 排除其他躯体疾病或精神疾病。

5. 排除手术、酗酒、药物滥用等所致的睡眠减少者。

二、发生原因

1. 先天禀赋偏颇，如素体心胆虚怯，肝气易郁，肝火偏旺，痰热较盛者。

2. 遭遇重大事件，产生心理、精神刺激。

3. 不良生活习惯，生活时间不规律，如晚睡晚起，经常上夜班，打乱人体生物钟。

4. 工作、学习压力过大，不能适应。

5. 睡眠环境不良或突然改变，睡前食用了刺激性物质，如浓茶、咖啡、烟酒等。

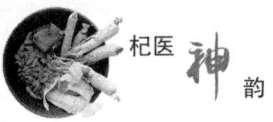

6. 服用药物所致,如激素、兴奋剂等。

7. 饮食不节,睡前过饱、过饥等。

三、调理方法

失眠与个体身体状况、心理应激因素、社会因素等密切相关,干预原则主要是去除影响睡眠的因素,进行自我健康教育,调畅情志,均衡饮食,改善睡眠环境。早发现、早诊断、早处理,综合干预。干预方案还应注意干预对象个体体质类型等个性化因素,辨证调理。

1. 情志调摄

认识自己的个性,树立乐观开朗的生活态度,分析产生心理压力的原因,寻求解决问题的方法,学会面对压力。

2. 生活起居调摄

生活作息有规律。每天尽量在同一时间上床睡觉和起床。避免在床上做其他事情,避免在有睡意时才上床睡觉。

避免在睡前讨论令人兴奋或愤怒的事情。睡前选择一件质感柔软、透气、宽松的睡衣。睡眠时采用头朝北、脚朝南的方向。枕头的高度以仰卧时头与躯干保持水平为宜,即仰卧时枕高一拳为宜。保持枕头卫生,以荞麦皮枕或木棉枕为好。改善睡眠环境,避免嘈杂和光线太强。卧室温度控制在20~26℃,被褥温度控制在32~34℃,湿度控制在50%~60%最为适宜。夏季室内湿度超过70%时,可加强通风予以改善。冬天湿度低于35%时,睡前室内放一盆水,如用暖风机时,可采用加湿器,通过热气蒸发提高室内湿度。午后尽量避免食用刺激性物质,如浓茶、咖啡等。淋浴、浸浴、泡温泉、蒸汽浴等有助于减压和放松,帮助入睡。可用有松弛、镇静安神、消除紧张焦虑等功效的精油熏蒸和摩擦,如薰衣草、檀木香、紫罗兰等。运动健身因人、因时而异,循序渐进,以放松为主,如散步、瑜伽、太极拳、气功、听音乐、垂钓、书法等。可适当进行全身或足底按摩。

3. 饮食调摄

饮食定时定量,营养均衡,可以适当吃一些富含蛋白质、钙元素、褪黑素的食物等。

(1) 富含 B 族维生素的食物

B 族维生素具有营养神经的作用,能够改善神经衰弱引起的失眠症状,患者可以适当吃一些富含 B 族维生素的食物,比如香蕉、苹果、猕猴桃等。

(2) 富含蛋白质的食物

蛋白质是人体不可缺少的营养元素之一,能够维持机体正常的生理功能,患者可以适当吃一些富含蛋白质的食物,比如牛奶、鸡蛋等,有助于促进睡眠。

(3) 富含钙元素的食物

钙元素是人体内维持神经功能兴奋性的主要物质,能够促进患者的新陈代谢,患者可以适当吃一些富含钙元素的食物,比如海带、豆腐等。

(4) 富含褪黑素的食物

褪黑素是人体松果体分泌的一种激素,能够调节人体的睡眠状况,患者可以适当吃一些富含褪黑素的食物,比如核桃仁、松子、黑芝麻等。

4. 食疗

(1) 夜交藤丹参蜜饮

原料:夜交藤 30g,丹参 30g,蜂蜜 15g。

制法:将夜交藤、丹参切段,晒干,入锅,加水适量。煎煮 30 分钟,去渣取汁,待滤汁转温后调入蜂蜜即成,每晚临睡前顿服。

功效:安心安神。适宜于失眠兼有心慌者饮用。

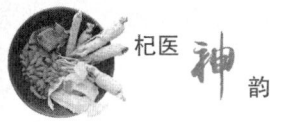

(2) 茯神牛奶饮

原料:茯神粉 10g,鲜牛奶 200g。

制法:将茯神粉用少量开水化开,再将煮沸的鲜牛奶冲入即成,早晚分服。

功效:宁心安神,补充钙质。适宜于失眠兼有骨质疏松症者饮用。

(3) 柏子仁合欢茶

原料:柏子仁 15g,合欢花 6g。

制法:将柏子仁、合欢花放入茶杯中,沸水冲泡,加盖闷 10 分钟,代茶饮。

功效:安神催眠。适宜于各种失眠者饮用。

(4) 灵芝远志茶

原料:灵芝 10g,炙远志 5g。

制法:将灵芝、炙远志洗净切成薄片,放入茶杯中,沸水冲泡,加盖闷 30 分钟,代茶,频频饮用。

功效:益气养血,宁心安神。适宜于失眠兼有心慌乏力者饮用。

(5) 茯苓枣仁粥

原料:茯苓 20g,酸枣仁 10g,粳米 100g,白糖 20g。

制法:将茯苓烘干,研成细粉,酸枣仁去核,研末备用,粳米淘净,与茯苓粉、枣仁末同入锅中,以小火煮成稀粥,粥将成时兑入白糖即成,早晚分食。

功效:宁心安神,健脾催眠。适宜于心脾两虚之失眠者食用。

(6) 瘦肉莲子羹

原料:瘦猪肉片 250g,莲子肉 50g。

制法:加水炖至熟,调味服食。

功效:养心健脾。适宜于失眠兼有气短乏力者食用。

(7) 甘麦大枣汤

原料:浮小麦 30g,大枣 10g,炙甘草 5g。

制法:将以上 3 味药同入锅中,加适量水,煮成稠汤,早晚分服。

功效:补养心气,宁心安神。适宜于失眠兼有更年期综合征者食用。

(8) 百合绿豆乳

原料:百合、绿豆各 50g,牛奶少量。

制法:取百合、绿豆放入锅中,加适量水煎煮,绿豆煮烂后加牛奶煮沸。

功效:清心除烦,镇静催眠。适宜于失眠兼有心火亢盛者食用。

5. 中医辨证施治

(1) 心脾两虚型

主症:失眠多梦,易醒,心悸心慌,健忘,面色无华,饮食无味,疲倦乏力。

治法:补益心脾。

方药:归脾汤。白术 10g、茯神 10g、黄芪 15g、龙眼肉 10g、酸枣仁 15g、远志 10g、当归 10g、人参 6g、炙甘草 3g、生姜 10g、大枣 10g。

(2) 阴虚火旺型

主症:失眠心烦,五心烦热,头晕耳鸣,心烦心慌。

治法:补心安神。

方药:天王补心丹加减。柏子仁 10g、酸枣仁 10g、天冬 10g、麦冬 10g、生地黄 10g、人参 6g、朱砂 1g、丹参 15g、桔梗 10g、远志 10g、当归 10g、黄连 6g、黄芩 10g。

(3) 心胆虚怯型

主症:失眠多梦,易惊醒,噩梦较多。

治法:益气镇静,安神定志。

方药:安神定志丸加味。茯神 30g、茯苓 30g、远志 15g、石菖蒲 15g、人参 10g、龙齿 15g(先煎)。

(4) 脾胃不和型

主症:失眠多梦,脘闷不舒,嗳腐酸臭,大便不通,腹痛。

治法:消食导滞,和胃化痰。

方药:保和汤加减。山楂 18g、神曲 6g、半夏 10g、茯苓 10g、陈皮 6g、连翘 3g、莱菔子 10g。

(5) 痰热扰心型

主症:失眠,心烦,口苦,目眩,头重,胸闷,恶心,痰多,舌质偏红,舌苔黄腻。

治法:清热化痰,养血安神。

方药:黄连温胆汤。黄连 6g、竹茹 10g、半夏 10g、陈皮 10g、茯苓 10g、枳实 6g、甘草 3g。

痰热重者,加胆南星、贝母、竹沥。

(6) 心肾不交型

主症:心烦不寐,头晕耳鸣,烦热盗汗,咽干,精神萎靡,腰膝酸软。男子滑精阳痿,女子月经不调。

治法:交通心肾,固精养血,活血调经。

方药:六味地黄丸合交泰丸合酸枣仁汤。熟地黄 24g、山药 12g、山茱萸 12g、茯苓 9g、泽泻 9g、牡丹皮 9g、黄连 9g、吴茱萸 3g、酸枣仁 30g、知母 6g、川芎 6g。

(7) 肝郁血虚型

主症:难以入睡,即使入睡也多梦易惊,或胸胁胀满,善太息,平时性情急躁易怒。

治法：疏肝解郁，清心养肝，滋阴除烦。

方药：丹栀逍遥散合酸枣仁汤。牡丹皮10g、栀子10g、当归10g、白芍10g、白术10g、茯苓10g、柴胡10g、甘草3g、酸枣仁15g、知母10g、川芎3g、珍珠母30g(先煎)。

(8) 肝胆火旺型

主症：急躁易怒，失眠多梦，胸胁胀满，面红目赤。

治法：平肝潜阳，青柑明目，安神定惊。

方药：龙胆泻肝丸。龙胆草10g、栀子10g、黄芩10g、柴胡10g、生地黄10g、车前子10g、泽泻10g、当归10g、木通10g、淡竹叶10g、生龙骨30g(先煎)、生牡蛎30g(先煎)。

6. 针灸治疗

(1) 毫针刺法：百会、四神聪、神门、三阴交、足三里。

(2) 耳穴压丸法：皮质下、交感、神门、脑干、内分泌、心、肝、脾。

(3) 皮肤针法：沿头、背部督脉、膀胱经轻度叩刺，以皮肤潮红为度，每日一次，10次为一疗程。

7. 枸杞养生膏调理

枸杞子5000g、酒黄精1000g、西洋参500g、夜交藤1000g、合欢皮1000g。熬膏，每服20mL，每日2次。

第六节　枸杞养生膏的临床应用

一、枸杞养生膏的配方

枸杞养生膏的基础配方为枸杞、黄精、西洋参、黄芪。

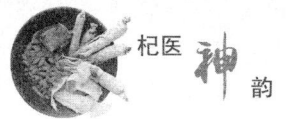

(一)枸杞

1.有关枸杞的文献摘要

①《神农本草经》:"味苦寒。主五内邪气,热中消渴,周痹。久服坚筋骨,轻身不老,耐寒暑。"

②《药性论》:"能补益精诸不足,易颜色,变白,明目,安神,令人长寿。"

③《食疗本草》:"坚筋耐老,除风,补益筋骨,能益人,去虚劳。"

④《本草经集注》:"补益精气,强盛阴道。"

⑤《汤液本草》:"主心病嗌干心痛,渴而引饮,肾病消中。"

⑥《本草纲目》:"滋肾润肺,生精益气,明目。"

上述乃通指枸杞根、苗、实并用之功也。枸杞苗(天精草):苦,寒。除烦益志,补五劳七伤,壮心气,去皮肤骨间风,消热毒,散疮肿,去上焦心肺客热。枸杞根(地骨皮):苦,寒。去骨热消渴,去下焦肝肾虚热。枸杞子:甘,平。坚筋骨,耐老,除风,去虚劳。补精气。滋肾润肺。

《经验方》载"金髓煎":枸杞子逐日摘红熟者,不拘多少,以无灰酒浸之,蜡纸封固,勿令泄气。两月足,取入沙盆中捣烂,滤取汁,同浸酒入银锅内,慢火熬之。不住手搅,恐粘滞不匀,候成膏如饧,净瓶密收。每早温酒服二大匙,夜卧再服。百日身轻气壮,积年不辍,可以羽化也。

《保寿堂方》载地仙丹:昔有异人赤脚张,传此方于猗氏县一老人,服之寿百馀,行走如飞,发白反黑,齿落更生,阳事强健。此药性平,常服能除邪热,明目轻身。春采枸杞叶(名天精草),夏采花(名长生草),秋采子(名枸杞子),冬采根(名地骨皮),并阴干,用无灰酒浸一宿,晒露四十九昼夜,取日精月华之气,待干为末,炼蜜丸如弹子大,每早晚各用一丸细嚼,以隔夜百沸汤下。

2. 配伍应用

用于肝肾不足之腰酸遗精,以及头晕目眩、视力减退、内障目昏、消渴等。本品有补肝肾、益精血、明目、止渴之效,为滋补肝肾、养血补精之良药。凡肝肾阴虚诸症,均可应用。单用即效,常配黄精以增效,如二精丸,或入复方效果更佳。如治肾虚遗精,常配熟地黄、沙苑子、菟丝子等补肾固精药同用;治肝肾阴虚、视物模糊,常配菊花、地黄等同用,如杞菊地黄丸;治消渴,可配生地黄、麦冬、天花粉等养阴生津药同用。

用于阴虚劳嗽。本品有滋阴润肺止咳之效,可配伍麦冬、知母、贝母等养阴润肺止咳药同用,以增强药力。

(二)黄精

1. 有关黄精的文献摘要

①《本草备要》:"黄精,平补而润……中寒泄泻、痰湿痞满者禁用。"

②《本经逢原》:"补中益气,安五脏,益脾胃,润心肺,填精髓。"

③《名医别录》:"主补中益气,除风湿,安五脏,久服轻身、延年、不饥。"

④《本草纲目》:"补诸虚,止寒热,填精髓。"

临川(江西抚州)士家一婢,逃入深山中,久之见野草枝叶可爱,取根食之。久久不饥。夜息大树下,闻草中动,以为虎攫,上树避之。及晓下地,其身欻然凌空而去,若飞鸟焉。数岁家人采薪见之,捕之不得,临绝壁下网围之,俄而腾上山顶。或云此婢安有仙骨,不过灵药服食而已。遂以酒饵置往来之路,果来食讫,遂不能去,擒之,具述其故。指所食之草,即黄精也。

黄精:含多种甾体皂苷、糖类、氨基酸及微量元素等。其药

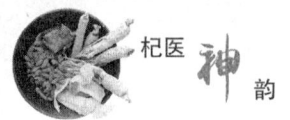

理作用有缓衰延寿;抗氧化;抗疲劳;抗白细胞减少;增强 Na^+,K^+-ATP 酶活性;降血脂,抗动脉粥样硬化;降血糖;对心血管有作用,增强大鼠心肌收缩力;抗炎作用,黄精多糖抗炎作用良好;抗病原微生物,黄精水解抑制伤寒杆菌、金黄色葡萄球菌、抗酸杆菌,水煎液抗续编杆菌作用明显,多糖抑制腺病毒和疱疹病毒,醇提取物能抑制多种真菌,如红色表皮癣菌。

始载于《名医别录》。为百合科多年生草本植物滇黄精的干燥根茎,别名米脯。《本草蒙荃》云:"洗净九蒸九曝代粮,可过凶年。因味甘甜,又名米脯。"

性味与归经:甘,平。归脾、肺、肾经。

功效:滋阴润肺、补脾益气。

2.配伍应用

阴虚劳嗽:适用于劳嗽日久所致的短气乏力、干咳无痰或痰少而黏。黄精味甘,性平,既能滋阴润肺,又能益气,常与知母、贝母、百部同用。

肺燥咳嗽:适用于燥邪客肺,肺阴被伤所致的鼻燥咽干、干咳无痰或痰少而黏、难咯。常与桑叶、杏仁、象贝母等同用。

肾虚精亏:适用于肾虚精亏而致的腰疲足软、头晕耳鸣、发早白及眼花。二精丸,以黄精与枸杞子等份为丸服(《奇效良方》)。可与当归同用,共奏补肾填精养血之功,如《全国中药成方处方集》九转黄精丹(北京方)。

消渴:单用大量服即可。也可与生黄芪、山药、西洋参同用,以收气阴双补之功。

脾胃虚弱:黄精味甘质润,既能补脾益气,又能滋养脾胃之阴,可用于脾胃气虚或阴津不足之倦怠乏力、食欲不振、脉象虚弱或口干食少、饮食无味、舌红无苔之症。常与党参、麦冬、山药同用。

(三)西洋参

1.有关西洋参的文献摘要

《本草纲目拾遗》:"忌铁刀火炒。凡使,宜用铜刀切片,瓷器蒸焙。"

《医学衷中参西录·西洋参解》:"能补助气分,兼能补益血分,为其性凉而补,凡欲用人参而不受人参之温补者,皆可以此代之。唯白虎加人参汤中之人参,仍宜用党参而不可代以西洋参,以其不若党参具有升发之力,能助石膏逐邪外出也。"

《本草求原》:"清肺肾,凉心脾以降火,治肺火旺,咳嗽痰多,虚热烦倦,消暑,解酒。"

2.配伍应用

气阴两虚:主治热病,烦倦口渴,多与麦冬、五味子、石斛、生地黄同用。

消渴:常与生黄芪、生山药、天花粉配伍。

津液亏虚,口干舌燥:与天冬、麦冬同用。

肺肾阴虚,咳喘痰少:常与知母、贝母配伍。

肠热津亏便血:与龙眼肉同蒸内服,有清肠润燥之效。

(四)黄芪

1.有关黄芪的文献摘要

《本经》:"主痈疽,久败疮,排脓止痛,大风癞疾,五痔,鼠瘘,补虚,小儿百病。"

《珍珠囊》:"其用有五,补诸虚不足,一也;益元气,二也;壮脾胃,三也;去肌热,四也;排脓止痛,活血生血,内托阴疽,为疮家圣药,五也。"

《本经逢原》:"性虽温补,而能通调血脉,流行经络,可无碍于壅滞也。同人参则益气,同当归则补血,同白术、防风则运脾湿,同防己、防风则祛风湿,同桂枝、附子则治卫虚阳汗不止。"

2.配伍应用

脾气虚弱,运化失健,致面色㿠白或萎黄,倦怠乏力。方药:黄芪膏、参芪膏(《全国中药成药处方集》)。党参500g、黄芪500g。

气不摄血。方药:归脾汤(《校注妇人良方》)。白术18g、茯神18g、黄芪18g、龙眼肉18g、酸枣仁18g(炒)、人参9g、木香9g、炙甘草6g、当归3g、远志3g(蜜炙)。

脾虚下陷,内脏下垂。方药:补中益气汤(《脾胃论》)。黄芪15g、党参15g、白术10g、炙甘草15g、当归10g、陈皮6g、升麻6g、柴胡12g。

脾肺气虚之咳喘气短、痰多稀白、面白声低、倦怠乏力等。与党参、紫菀、陈皮同用。方药:肺脾益气汤(《千家妙方》)。党参15g、黄芪9g、当归9g、白芍9g、焦白术9g、茯苓9g、制半夏9g、紫菀9g、山茱萸9g、陈皮6g、远志6g、旋覆花6g(包)、煅牡蛎30g(先煎)、麻黄2g、桂枝1.5g、防风1.5g。

气血双亏之面色萎黄、头晕目眩、气少懒言、乏力自汗、心悸失眠等。方药:当归补血汤(《兰室秘藏·杂病门》)。黄芪30g、当归6g。

卫虚自汗。方药:玉屏风散(《丹溪心法》)。防风30g、黄芪30g、白术60g。

疮疡久不收敛。方药:十全大补汤《太平惠民和剂局方》。党参6g、肉桂3g、川芎3g、熟地黄12g、茯苓9g、白术9g、炙甘草3g、炙黄芪12g、当归9g、白芍9g。

气虚血亏,血痹肌肤麻木。方药:黄芪桂枝五物汤(《金匮要略·血痹虚劳病脉证并治》)。黄芪9g、桂枝9g、芍药9g、生姜18g、大枣4枚。

气虚水肿。方药:防己黄芪汤(《金匮要略》)。防己 12g、黄芪 15g、甘草 6g、白术 9g。

中风后遗症气虚、血滞者。方药:补阳还五汤《医林改错》。黄芪 120g、当归 6g、赤芍 5g、地龙 3g、川芎 3g、红花 3g、桃仁 3g。

消渴证症见乏力、口渴。方药:玉液汤《医学衷中参西录》)。山药 30g、黄芪 15g、知母 10g、葛根 10g、五味子 10g、天花粉 10g、鸡内金 6g(捣细)。

二、枸杞养生膏临床加减法

失眠:加夜交藤、合欢皮。夜交藤养心安神、通络祛风,合欢皮安神解郁、活血消肿。

高血压:加天麻、钩藤。天麻息风止痉、平抑肝阳,钩藤息风止痉、清热平肝。

高脂血症:加山楂、何首乌。山楂消食化积、活血散瘀,何首乌补益精血、解毒截疟、润肠通便。

高血糖:加葛根、生地黄。葛根发表解肌、透发麻疹、解热生津、升阳止泻,生地黄清热凉血、养阴生津。

肿瘤:加灵芝。灵芝养心安神、止咳平喘、补气养血。

疲劳明显:加人参。人参大补元气、补脾益肺、生津止渴、安神增智。

易上火:加天冬。天冬清肺降火、滋阴润燥。

白发:加何首乌、桑椹。何首乌补益精血、解毒截疟、润肠通便,桑椹滋阴补血、生津、润肠。

心悸:加丹参、酸枣仁、柏子仁。丹参活血祛瘀、凉血消痈、养血安神,酸枣仁养生安神、敛汗,柏子仁养心安神、润肠通便。

心律失常:加甘松、人参或党参。甘松行气止痛、开郁醒脾,人参大补元气、补脾益肺、生津止渴、安神增智,党参补中

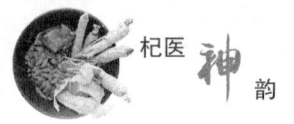

益气、生津养血。

视物模糊:加石斛、菊花。石斛养胃生津、滋阴除热、明目强腰,菊花疏风清热、平肝明目、解毒。

耳鸣:加磁石、五味子。磁石潜阳安神、聪耳明目、纳气平喘,五味子敛肺滋肾、生津敛汗、涩精止泻、宁心安神。

头痛:加天麻、川芎。天麻息风止痉、平抑肝阳,川芎活血行气、祛风止痛。

肺气肿:加人参、蛤蚧。人参大补元气、补脾益肺、生津止渴、安神增智,蛤蚧补肺气、助肾阳、益精血、定喘嗽。

腹胀:加炒白术、枳实。炒白术补气健脾、燥湿利水、止汗、安胎,枳实破气消积、化痰除痞。

便秘:加生地黄、麦冬。生地黄清热凉血、养阴生津,麦冬润肺养阴、益胃生津、清心除烦兼润肠。

便溏:加炮姜、补骨脂。炮姜温中回阳、温肺化饮、温经止血,补骨脂补肾壮阳、遗尿尿频、温脾止泻。

尿频、夜尿多:加沙苑子、菟丝子。沙苑子补肾固精、养肝明目,菟丝子补阳益阴、明目、止泻。

贫血:加当归。当归补血、活血、止痛、润肠。

多汗:加麻黄根。麻黄根止汗。

怕冷明显:加附子。附子回阳救逆、补火助阳、温经散寒、除湿止痛、散寒通络。

月经不调:加益母草。益母草活血祛瘀、利尿消肿、清热解毒。

强直性脊柱炎:加狗脊。狗脊补肝肾、强腰膝、祛风湿。

阳痿:加淫羊藿、鹿茸。淫羊藿补肾壮阳、祛风除湿,鹿茸补肾阳、益精血、强筋健骨。

五心烦热:加女贞子、墨旱莲。女贞子补肝益肾、清热明目,墨旱莲滋阴益肾、凉血止血。

焦虑:加磁石、朱砂。磁石潜阳安神、聪耳明目、纳气平喘,朱砂镇心安神、清热解毒。

舌有瘀斑:加丹参、红花。丹参活血祛瘀、凉血消痈、养血安神,红花活血通经、祛瘀止痛。

痰热咳嗽:加贝母、知母。贝母清热化痰、润肺止咳、散结消肿,知母清热泻火、滋阴润燥。

临床中应根据不同的症状应用不同的药物,以一人一方进行加减制膏,它的最大优势是因人而用,因地而定,因病而异,善治未病,善治宿疾,善于调理,善于补虚,寓功于补,辨证确病,随症加减,针对性强,灵活专攻,药力集中,量小效优,以衡为补,阴平阳秘,口味怡人,服用方便。

枸杞养生膏的主要作用是扶正祛邪,防治疾病,有病治病,无病防病,增强体质,延年益寿。其配方用药讲究,加工工艺独特,膏方并非单独补剂,乃包含纠偏祛病之义。

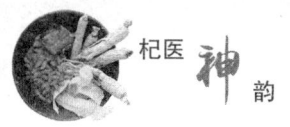

第五章 临床疗效观察

第一节 枸杞养生膏治疗2型糖尿病的临床疗效观察

观察枸杞养生膏结合西药治疗2型糖尿病的临床疗效。将355例2型糖尿病患者随机分为治疗组180例和对照组175例,两组均采用磺脲类、双胍类、葡萄糖苷酶抑制剂常规治疗4周,治疗组在此基础上加用枸杞养生膏治疗,对照组维持原基础治疗,两组疗程均为8周。治疗前后观察空腹血糖(FBG)的变化,治疗组总有效率83.89%,对照组总有效率76.00%,两组临床总有效率比较差异有统计学意义($P < 0.05$),枸杞养生膏在降血糖的同时可以改善患者的临床症状。

随着人们生活水平的不断提高及生活方式的改变,糖尿病患者越来越多。2型糖尿病是由于遗传和环境因素共同作用而引起的糖、脂肪、蛋白质等代谢紊乱的常见疾病。糖尿病属中医"消渴"的范畴,目前将2型糖尿病辨证分为5个证型:肝肾阴虚型、气阴两虚型、阴阳两虚型、湿热内蕴型、血瘀型。文献调研分析[1]及临床流行病学调查报告[2]显示,气阴两虚型(约占50%)、肝肾阴虚型(约占13%)的患者在临床较多见。《本草纲目》记载枸杞具有益气养阴、滋补肝肾的功效,现代药理研究证实其具有增强免疫、降血糖、防治动脉粥样硬化、造血及保肝等作用。因此,我们在中医辨证论治、调整阴阳理论的指导下,利用中宁道地药材枸杞子、长生草、天精草及地骨皮等多种中草药组方研制出枸杞养生膏,并应用于2型糖尿病的临床治疗,收到良好疗效。现报告如下。

1. 一般资料

枸杞养生膏的组成:中宁枸杞子5000g、地骨皮2000g、麦冬2000g、黄精1000g、西洋参500g、天精草100g、长生草50g。全部病例均来源于中宁县中医医院内分泌科,收集符合纳入标准的355例2型糖尿病患者,随机分为2组,治疗组180例,男82例,女98例;年龄38~74岁,平均56.4岁;病程4个月~20年,平均7.2年;其中合并高血压者68例,血脂异常者60例,冠心病者64例。对照组175例,男90例,女85例;年龄36~75岁,平均56.7岁;病程5个月~21年,平均7.1年;其中合并高血压者76例,血脂异常者55例,冠心病者58例。所有病例均排除肝肾功能不全、1型糖尿病、肿瘤、造血系统疾病及精神病、急性心肌梗死、严重心律失常、急性心力衰竭或慢性心功能不全2级以上者。

2. 诊断标准

2.1 西医诊断标准 参照WHO于1999年提出的糖尿病诊断标准和《中国2型糖尿病防治指南》(中华医学会糖尿病学分会,2017年)的诊断标准。有糖尿病症状(典型症状包括多饮、多尿和不明原因的体重下降等)者满足以下标准中的一项即可诊断为糖尿病:①任意时间血浆葡萄糖≥11.1mmol/L(200mg/dL);②空腹(禁食时间大于8h)血浆葡萄糖≥7.0mmol/L(126mg/dL);③75g 葡萄糖负荷后 2h 血浆葡萄糖≥11.1mmol/L(200mg/dL)。无糖尿病症状者,需满足以上三项标准中的两项。

2.2 中医诊断辨证标准 参照 2009 年《2 型糖尿病及其并发症中西医结合诊疗与预防》拟定。①气阴两虚型:主症为咽干口燥、神疲乏力;次症为多食易饥、口渴喜饮、气短懒言、五心烦热、心悸失眠、尿频或溲赤、便秘或便溏、舌红少津少苔,或舌淡苔薄白、脉细数无力。同时具备 2 项主症或具备 1 项主症+1~2 项次症者可诊断。②肝肾阴虚型:主症为咽干口燥、腰膝酸软、视物模糊;次症为尿黄少或尿频、大便干结、头昏耳鸣、五心烦热、口渴多饮、舌红少苔、脉细数。同时具备 3 项主症或 2 项主症+2 项次症者可诊断。

2.3 病例纳入标准 凡符合西医诊断标准和中医 2 个辨证分型的,年龄在 36~75 岁的 2 型糖尿病患者。

3. 治疗方法

两组均在控制饮食的基础上,采用磺脲类、双胍类、葡萄糖苷酶抑制剂常规治疗 4 周,治疗组在此基础上加用枸杞养生膏(我院枸杞研究室研制的膏状黏稠液体),每次 10mL,直接饮用或加 100~200mL 白开水稀释调匀,空腹饮用,每日早晚各服一次。对照组维持原基础治疗。两组疗程均为 8 周。

4. 观察指标

4.1 安全性指标 血、尿、便常规,心、肝、肾功能。纳入第 1 天检查并记录 1 次,以后每个月复查 1 次。治疗过程中记录症状改善情况及药物毒副反应、低血糖反应等情况。

4.2 空腹血糖 2 个月为 1 疗程,治疗前后各测空腹血糖 1 次,血糖测定采用同机(日立 7020 全自动生化分析仪)同人操作。

5. 疗效标准

以空腹血糖值 ≤ 6.5mmoL/L 为判断值。显效:临床症状消失,实验室检查多次正常;有效:临床症状明显改善,治疗前后空腹血糖及其他检查有所改善;无效:症状虽有改善,但实验室检查均无明显改善。

6. 统计方法

采用 Epidata 数据库进行数据录入(采用2人双录入数据和二次检验),并以 SPSS11.5 软件进行数据的统计学处理,所测数据以 $(\bar{x} \pm s)$ 表示,计量资料用 t 检验,观察治疗前后比较采用配对 t 检验,$P < 0.05$ 为差异有统计学意义。

7. 两组疗效比较

从表1可见,治疗组总有效率83.89%,对照组总有效率76.00%,两者差异具有显著性 $(P < 0.05)$,说明枸杞养生膏结合西药治疗组的疗效优于单用西药治疗组。

表 1 两组患者临床疗效比较

组别	例数	显效	有效	无效	总有效率
治疗组	180	43(23.89%)	108(60.00%)	29(16.11%)	151(86.25%)*
对照组	175	21(12.00%)	112(64.00%)	42(24.00%)	133(76.00%)

注:与对照组比较,*$P < 0.05$

两组治疗前后空腹血糖比较从表2可见,治疗观察期间,两组治疗前 FBG 比较差异无统计学意义 $(P > 0.05)$。枸杞养生膏结合西药治疗组治疗前后比较有统计学意义 $(P < 0.05)$,对照组前后比较无统计学意义 $(P > 0.05)$,两组治疗前后比较有统计学意义 $(P < 0.05)$,说明枸杞养生膏结合西药治疗组的降血糖效果优于单用西药治疗组。

表 2　两组患者治疗前后比较 ($\bar{x} \pm s$)

组别	例数	治疗前FBG(mmol/L)	治疗后FBG(mmol/L)
治疗组	180	7.95 ± 0.51	6.75 ± 0.51[#*]
对照组	175	7.91 ± 0.49	7.91 ± 1.29

注：治疗前比较，*$P < 0.05$。与对照组比较，#$P < 0.05$

安全性评价　两组血、尿、便常规及心、肝、肾功能无明显改变，表明枸杞养生膏未见明显毒副作用及不良反应，安全性好。

8. 讨论

中医认为，糖尿病属于"消渴"范畴。后世医家多数认为其病机是以阴虚为本，燥热为标，本病迁延日久，阴损及阳，可见气阴两伤、阴阳俱虚之象，治疗时以益气养阴、滋补肝肾为主。因此我们在确定治疗方案时，坚持辨病与辨证相结合、补虚与泻实相结合、治"已病"与治"未病"相结合、中医与西医相结合的原则，通过辨病辨证分型论治，研发了枸杞养生膏，用于治疗中医辨证属气阴两虚、肝肾阴虚证型的 2 型糖尿病。

结果显示，在控制血糖和改善症状方面，治疗组的疗效更为明显（$P < 0.05$），这不仅体现了中医辨证治疗糖尿病的优势，也体现了中西医结合辨证论治糖尿病的优势。同时，动物实验也表明枸杞养生膏可增强小鼠机体免疫功能；降低高脂血症模型组小鼠的血清总胆固醇(TC)、甘油三酯(TG)、低密度脂蛋白胆固醇(LDL-C)，升高高密度脂蛋白胆固醇(HDL-C)的含量；可以明显延长小鼠在密闭缺氧条件下的存活时间，提高心脑耐缺氧能力，降低组织耗氧量；能显著提高小鼠游泳耐疲劳的能力。这进一步为枸杞养生膏可降低糖尿病并发症的发生率提供了实验依据。

我们通过对国内10年文献的调研,发现治疗糖尿病的中药剂型多为丸剂、汤剂、胶囊,口感欠佳,患者长时间服用顺从性稍差,直接影响了治疗效果。我院自制的枸杞养生膏具有浓度高、体积小、效果显著、药力醇厚、剂型稳定、服用方便、口感好等诸多优点,明显提高了传统中药的治疗效果,减少了药量。本品既是药品又是食品,保证了中药原汁原味,无任何添加剂,无毒副作用,患者长时间服用顺从性好。该膏剂在临床治疗2型糖尿病的过程中,充分发挥了道地药材的治疗优势,为枸杞的进一步开发研究奠定了基础。

【参考文献】

[1] 陈大舜,葛金文,周德生,等. 2型糖尿病及并发症23139例调研分析研究[J]. 中医药学刊,2003,21(8):1225-1228.

[2] 张清梅,陈泽奇,刘英哲,等. 1490例2型糖尿病临床辨证分型调查分析[J]. 湖南中医学院学报,2004,24(5):33-37.

第二节　枸杞养生膏治疗高脂血症的临床疗效观察

观察枸杞养生膏治疗高脂血症的临床疗效。将1256例符合血脂异常诊断标准的患者随机分为枸杞养生膏治疗组和对照组,两组各628例,两组均以2个月为1个疗程,2个疗程后观察疗效。观察两组患者治疗前后 TC、TG、HDL-C、LDL-C 的变化。具体如下:

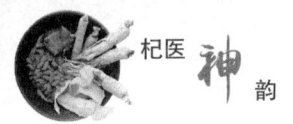

2个疗程后治疗组总有效率为86.62%，对照组为78.34%，两组疗效比较有统计学意义（$P < 0.05$）；治疗组TC、TG、HDL-C、LDL-C与对照组比较有统计学意义（$P < 0.05$）。枸杞养生膏治疗阳气虚衰、痰湿偏盛型高脂血症有较好的临床效果，且安全性较高。

高脂血症是指由于机体脂类代谢失调而致血中一种或几种脂质成分明显异常的一类疾病。它是导致动脉粥样硬化的根本因素，能引起血液黏稠度增加、血液流变学改变而导致高血压、冠心病、脑血管疾病。近年来，随着人们生活条件的改善，高脂血症的发病率逐年上升，而且逐渐年轻化。因此防治血脂异常对人们延长寿命、提高生活质量具有重要意义。借助中宁县道地枸杞优势，在中医辨证论治理论的指导下，我院研制的枸杞养生膏用于治疗血脂异常取得初步满意疗效。现将结果报告如下。

1. 一般资料

1256例均为我院2013年2月~2015年1月内科门诊及住院的高脂血症患者，男700例，女556例，年龄35岁~76岁，病程6个月~5年。

枸杞养生膏由枸杞、长生草、天精草、地骨皮、枸杞果柄、黄精、西洋参、山楂等中草药组成，由中宁县中医医院枸杞研究室提供。

2. 诊断标准

2.1 西医诊断标准 依照《中药新药临床研究指导原则》[1]，正常饮食情况下，检测禁食12~14h后的血脂水平。在判断是否存在高脂血症时，必须具有1~2周内至少2次标本检测记录。TC ≥ 5.72mmol/L 或 TG ≥ 1.70mmol/L，伴或不伴HDL-C ≤ 0.91mmol/L；或原有高脂血症患者虽服用降脂药物，但已停药2周以上,且血脂仍符合上述标准。

2.2 中医诊断辨证标准 中医辨证主要是阳气虚衰、痰湿偏盛,症状主要表现为身体重着、神疲乏力、腹大胀满、头沉胸闷,甚则腰膝酸痛、动则气喘、嗜睡、形寒肢冷、心悸气短、少气懒言、神疲自汗、舌质紫暗或有瘀点、舌苔白腻、脉弦细涩。

2.3 病例纳入标准 凡符合上述高脂血症诊断标准者,均可纳入本观察。排除肝肾功能损害及未满规定观察期而中断治疗、无法判断疗效或资料不全者。随机将入选患者分为枸杞养生膏治疗组和基础治疗对照组。

3. 治疗方法

对照组在对患者进行健康教育和调节饮食等基础治疗的同时,予以辛伐他汀滴丸20mg,每晚顿服。治疗组在基础治疗的同时,加用枸杞养生膏。用法用量:一次10mL,加白开水100~200mL,稀释后空腹饮用,每日2次,分早晚,连服1个月。两组以2个月为1疗程,全部病例观察1疗程。观察期间,每1个月复查1次血脂。

4. 观察指标

疗效指标为血脂TC、TG、HDL-C、LDL-C,采用全自动生化分析仪检测。安全性指标有血、尿、便常规及心、肝、肾功能等。

5. 疗效评定标准

依照《中药新药临床研究指导原则》。①临床控制:实验室各项检查恢复正常;②显效,血脂检测达到以下任一项者:TC下降≥20%,TG下降≥40%,HDL上升≥0.26mmol/L;③有效,血脂检测达到以下任一项者:TC下降≥10%但<20%,TG下降≥20%但<40%,HDL-C上升≥0.104mmol/L但<0.26mmol/L;④无效:血脂检测未达到以上标准者。

6. 统计学处理

采用SPSS18.0统计软件分析,结果以均数±标准差($\bar{x} \pm s$)表示。组间比较均采用独立样本t检验,$P < 0.05$为差异有统计学意义。

7. 结果

两组患者临床疗效比较见表1。

表1 两组患者临床疗效比较

组别	例数	显效	有效	无效	总有效率
治疗组	628	220(35.03%)	324(51.59%)	84(13.38%)	544(86.62%)*
对照组	628	199(31.69%)	293(46.66%)	136(21.66%)	492(78.34%)

注:与对照组比较,*$P < 0.05$

两组患者治疗前后血脂变化见表2。

表2 两组患者治疗前后血脂变化 (mmol/L, $\bar{x} \pm s$)

组别	例数	时间	TC	TG	LDL-C	HDL-C
治疗组	628	治前	5.95±0.71	2.31±0.45	4.35±1.11	1.20±0.31
		治后	5.07±1.41#*	1.68±0.40#	3.50±1.07#*	1.69±0.30#*
对照组	628	治前	5.93±0.74	2.31±0.54	4.45±1.91	1.09±0.31
		治后	5.61±1.39	2.13±0.41	4.28±2.10	1.11±0.43

注:与治疗前比较,*$P < 0.05$;与对照组比较,#$P < 0.05$

2.3 安全性评价 两组血、尿、便常规及心、肝、肾功能无明显改变,表明枸杞养生膏未见明显毒副作用及不良反应,安全性良好。

3. 讨论

高脂血症属于中医"痰浊""血瘀"等范畴,其病机为阳气虚衰、痰湿偏盛,以阳气虚衰为本、痰湿偏盛为标;病延日久,阳损及阴,阴阳俱虚;阴虚燥热,耗津灼液使血液黏滞,血行涩滞而成瘀;阴损及阳,阳虚寒凝,亦可导致瘀血内阻。临床观察发现中医辨证属阳气虚衰、痰湿偏盛型的高脂血症患者居多。因此,我们在确定治疗方案时,坚持治病求本,通过辨证分型论治,研发了枸杞养生膏,本膏剂对中医辨证属阳气虚衰、痰湿偏盛型的高脂血症有明显的防治作用。

方中君药枸杞子味甘、性平,能够滋补肝肾、益精明目和养血,主要药效成分枸杞多糖[2]具有增强免疫、降血糖、造血及降低胆固醇、保肝等作用。臣药西洋参补肺降火,养胃生津;黄精养阴生津,滋脾润肺,滋补肝肾;地骨皮滋阴清热凉血。现代研究表明,西洋参配山楂可以降低血液凝固性,抑制血小板凝聚,抗动脉粥样硬化,促进红细胞生长,增加血红蛋白含量;黄精的化学成分主要有黄精多糖、甾体皂苷、蒽醌类化合物、生物碱、强心苷、维生素和多种对人体有用的氨基酸等化合物。3种臣药均具有抗疲劳作用,地骨皮具有降血压、降血糖、降血脂、抗病原微生物、解热等作用。佐药长生草[3]、天精草、枸杞果柄[4],进一步加强了君药枸杞的作用,且具有降糖功能。使药甘草调和诸药。同时动物实验也表明,枸杞养生膏可降低高脂血症模型组小鼠 TC、TG、LDL-C 水平,升高 HDL-C 的水平。本临床研究结果显示,在改善血脂方面,治疗组的疗效更为明显($P < 0.05$),不仅体现了充分利用本地药材中医辨证治疗高脂血症的优势,更体现了中西医结合辨病辨证论治血脂异常的优势,为临床治疗此类疾病提供了更多的方法和思路,值得临床应用和推广。

【参考文献】

[1] 叶任高,陆再英. 内科学[M]. 北京:人民卫生出版社,2004:787.

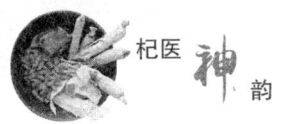

[2] 孙桂菊,左平国. 枸杞多糖功效研究及应用状况[J]. 东南大学学报(医学版),2010,29(02):209-215.

[3] 张慧芳,黄燕,等. 宁夏枸杞叶、果柄及根皮降血糖作用的初步研究[J]. 农业科学研究,2008,29(04).

[4] 杨涓,魏智清,陈炜. 枸杞叶降血糖作用的初步研究[J]. 四川中医, 2009,27(4).

第三节 枸杞养生膏治疗高血压的临床疗效观察

观察枸杞养生膏结合西药治疗高血压的临床效果。将256例高血压患者随机分为治疗组150例和对照组106例,两组均采用常用西药降压药物常规治疗。治疗组在此基础上加用枸杞养生膏,对照组维持原基础治疗不变,两组疗程均为3个月,治疗前后分别按时测量血压,观察两组血压变化情况。治疗组总有效率为88.00%,对照组总有效率为85.85%,两组临床总有效率比较差异有统计学意义($P < 0.05$)。枸杞养生膏在降压的同时,还可以改善患者其他临床不适症状。

高血压是指以体循环动脉血压(收缩压和/或舒张压)增高(收缩压≥140mmHg和/或舒张压≥90mmHg)为主要特征,可伴有心、脑、肾等器官的功能或器质性损害的临床综合征。

1. 一般资料

256例高血压患者均为我院2013年2月~2015年1月心

内科门诊高血压患者及住院高血压患者,治疗组150例(男80例、女70例)、对照组106例(男56例、女50例),年龄45~80岁,病程6个月~10年。

枸杞养生膏(由枸杞、西洋参、天麻、黄精、地骨皮、长生草、天精草、甘草等中药组成)由中宁县中医医院枸杞研究室制作提供。

2. 诊断标准

目前国内高血压的诊断采用《中国高血压防治指南》建议的标准,收缩压≥140mmHg和/或舒张压≥90mmHg,如患者的收缩压与舒张压分别属于不同的级别时,则以较高的分级标准为准。

凡符合高血压诊断标准者,均可纳入,但要病例排除肝、肾功能损害者、未确诊高血压者、无法判断治疗标准或资料不全者。随机将入选的256例高血压患者分为枸杞养生膏合并基础治疗组和对照基础治疗组。

高血压的疗效判定标准因人而异,一般以头晕、目眩、心悸、失眠、疲乏、耳鸣、健忘等明显改善,血压控制在收缩压120mmHg、舒张压80mmHg为疗效判定标准。

3. 治疗方法

对照组在对患者进行健康教育和调节饮食等基础治疗的同时,予以氨氯地平或硝苯地平治疗,每晚顿服。治疗组在此基础治疗的同时,加用枸杞养生膏。用法用量:每次10mL,每日两次,分早晚加白开水100mL,稀释后空腹饮用,两组均以3个月为1疗程,全部病例观察3个月。观察期间,按照要求的时间复查血压。两组在年龄、性别、病程等方面的差异无统计学意义($P > 0.05$)。

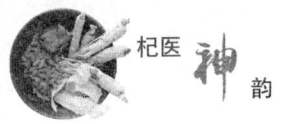

4. 结果

采用 SPSS 18.0 统计软件分析,结果以均数 ± 标准差 ($\bar{x} \pm s$) 表示。组间比较均采用独立样本 t 检验,$P < 0.05$ 为差异有统计学意义。

表 1　两组患者临床疗效比较

组别	例数	显效	有效	无效	总有效率
治疗组	150	60(40.00%)	72(48.00%)	18(12.00%)	132(88.00%)
对照组	106	41(38.68%)	50(47.17%)	15(14.15%)	91(85.85%)

注:与对照组比较 $P < 0.05$

[病例 1]　高血压患者雍某,男,70 岁,家住中宁县余丁乡。既往病史:高血压伴脑梗死 2 年。服膏时间:2013 年 4 月 15 日至 2013 年 7 月 15 日。服膏方法:每次取枸杞养生膏 10mL(枸杞养生膏由中宁县中医医院枸杞研究室研制)加入 100mL 开水搅匀后饮用,每日 2 次,早晚分服。

患者服膏前主要临床表现为头晕、目眩、睡眠差,左侧肢体活动轻度异常,舌质红绛、暗紫,脉弦细,大便干,小便次数多。血压 165/105mmHg,心率 90 次/分,双肺(-),左侧下肢肌力 4 级。

实验室检查:肝、肾功能正常,电解质正常,GLU 6.5mmol/L,TG 2.84mmol/L,TC 6.4mmol/L,HDL 1.18mmol/L,LDL 3.5mmol/L。

服用枸杞养生膏 45 天,头晕、目眩及睡眠较前好转,舌质红,脉弦细,大便正常,小便如常,服膏期间检测血压为 140~150/90~95mmHg。双肺(-)。

实验室检查：肝、肾功能正常，电解质正常，GLU5.6mmol/L，TG2.20mmol/L，TC5.3mmol/L，HDL1.29 mmol/L，LDL3.01mmol/L。

服用枸杞养生膏90天，头晕、目眩及睡眠明显好转，舌质红润，脉弦，大小便正常，血压135/95mmHg，电解质正常，GLU4.9mmol/L，TG1.72mmol/L，TC4.8mmol/L，HDL1.45mmol/L，LDL2.37mmol/L。

小结：患者服用枸杞养生膏3个月后，头晕、目眩、睡眠明显好转，同时血压控制良好，血脂明显下降，无肝肾功能损害及服后上火等副作用出现。

[病例2] 高血压患者李某，女，70岁，中宁县大战场乡人。既往病史：慢性胃炎8年，间断服用奥美拉唑胶囊及多潘立酮片剂，偶有胃脘不适，高血压10年；口服硝苯地平缓释片（每次10mg，每日2次），依那普利（每次10mg，每日1次）。平时血压维持在140~160/90~100mmHg，既往查血脂高，未予治疗，饮食适当控制。服膏时间：2013年5月18日至2013年8月17日，总计3个月。服膏方法：患者每次取枸杞养生膏20mL加开水100mL稀释后饮用。每日2次，早晚分服。

患者服用枸杞养生膏期间继续口服原降血压药物，定期监测血压。

患者服用枸杞养生膏前，头晕、目眩、耳鸣、睡眠差，大便干，夜尿次数多，舌质红，脉弦细。血压150/95mmHg，心率80次/分，双肺(-)。肝、肾功能正常，GLU6.1mmol/L，TG2.8mmol/L，TC6.8mmol/L，HDL1.23mmol/L，LDL4.53 mmol/L。

患者服用枸杞养生膏3个月，头晕、目眩较前好转，耳

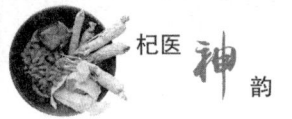

鸣消失,夜间睡眠改善,大小便正常,舌质红润,脉弦。服膏期间测量血压在120~130/80~90mmHg,服用3个月后复查肝功能正常,GLU6.0mmol/L,TG2.10mmol/L,TC5.0mmol/L,HDL1.51mmol/L,LDL3.31mmol/L。

小结:患者服用枸杞养生膏后,头晕、目眩、耳鸣、夜间睡眠有明显好转。同时血压也控制良好,血脂明显下降,无肝、肾功能损害及服后上火等副作用发生。

5.讨论

中医认为高血压属于"痰、湿、浊、风、瘀"等范畴。其病机为阳气虚衰,风、痰、湿偏盛,阳气不足,病延日久,阳损及阴致阴阳俱虚,血行不畅致气血内阻。我们在临床观察中发现,中医辨证属阳气虚衰者多见,因此在确定治疗方案时,坚持治病求本,通过辨证分型论治,研发了枸杞养生膏,该品对中医辨证属阳气虚衰所致的高血压有明显的治疗作用。

高血压是一种可防可控的疾病,对血压值在120~139/80~89mmHg正常高值阶段、肥胖、超重、长期高脂高盐饮食、过量饮酒、吸烟者应进行重点干预,定期进行保健体检,积极控制引起高血压的危险因素。对已确诊高血压的患者,应定期随访和测量血压,尤其注意清晨血压的管理。积极治疗(药物治疗与改变生活方式等并举),减缓器官损害,预防心、脑、肾等并发症的发生,降低致残率及死亡率。

高血压的预防和治疗标准应个体化。由于病因不同,高血压的发病机制不尽相同,临床治疗和预防应分别对待,选择最适合自己的枸杞养生膏,配合西药治疗以获得最佳疗效。心血管危险因素协同控制,经过降压治疗,尽量把血压控制在正常范围,因为多种危险因素会对预后产生重要影响。日常生活中应特别注意控制体重,减少钠盐摄入,补充钙和钾,减少脂肪摄入,增加运动,戒烟、限制饮酒,减轻精神压力,保持心理平衡,以有效改善高血压患者的生存质量,并最大限度预防高血压的发生。

第五章 临床疗效观察

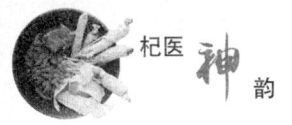

第六章 相关论文

第一节 小针刀治疗第三腰椎横突综合征 110 例

张万昌 宋学刚

第三腰椎横突综合征是以第三腰椎横突尖部明显压痛为特征的腰腿痛性疾病,是颈腰痛门诊的常见病。2004~2006 年我们应用小针刀治疗第三腰椎横突综合征 110 例,现报告如下。

1 资料与方法

1.1 一般资料

本组 110 例均为本组住院患者,男 52 例,女 58 例;年龄 16~72 岁;病程 3~9 日;部位:左侧 48 例,右侧 43 例,双侧 19 例;病因:有外伤史者 14 例,有劳损史者 72 例,无明显诱因发病者 24 例。

1.2 诊断依据[1,2]

常有腰部及腰骶部疼痛,疼痛程度及性质不一,可向同侧臀腿部放射,但很少过膝;不能弯腰和久坐、久立,严重者行走及翻身困难,弯腰动作时疼痛加重;L_3横突尖处有局限性压痛,局部可摸到痉挛结节。臀中肌的后缘与臀大肌前缘交界处可触到压痛的索条状物。有时亦受气候影响而加重。多有劳损或外伤史;在L_3横突尖部单侧或双侧有敏感的压痛点;屈躯试验阳性,直腿抬高试验可出现阳性,但加强试验为阴性。

1.3 治疗方法

患者取俯卧位,先在L_3横突处找到明显压痛点作为进针点。常规皮肤消毒,注射液为由2%利多卡因2~3mL、维生素B_{12}注射液0.5mg、曲安奈德注射液20mg组成的混合液。然后刺入针刀,刀口线与人体纵轴平行,当针刀到达横突尖骨面时,用横行剥离法3切3剥,此时有挡刀感,并常听到"咔咔"的声音。术毕,用创可贴外贴刀口24~48h。接着嘱患者做深呼吸,用拇指在横突尖处挤压,同时向外拨动数次,以使组织进一步松解,并促使药液扩散吸收。1周后复查,若有余痛可继续治疗,最多不超过3次[2]。

1.4 疗效标准

治愈:临床症状及局部压痛消失,腰部活动正常;显效:临床症状基本消失,局部压痛明显减轻;好转:临床症状有改善,局部压痛有减轻;无效:腰腿痛症状治疗后无改善。

1.5 治疗结果

本组110例,治愈(1次治愈63例,2次治愈29例,3次治愈5例)97例,占88.2%;显效10例,占9.1%;好转3例,占2.7%。总有效率100%。

2 讨论

第三腰椎位于腰部5个脊椎的中心、腰椎生理性前凸的中点,是腰椎左右旋转、前屈后伸活动的枢纽。其横突粗大而长,有腰大肌、腰方肌、腰背筋膜中层以及腹横肌、背阔肌的深筋膜等附着，并且是骶棘肌、腰方肌、腹内斜肌和腹横肌腱膜的交叉应力集中点；$L_{1\sim3}$脊神经的后支穿过腰背筋膜中叶，行于横突的背面；$L_{2\sim3}$横突末端的下缘，有一恒定的血管束从腰背筋膜的中层穿出，以营养邻近的肌肉和筋膜。

第三腰椎活动度大，容易劳损；横突应力集中，容易受伤。劳损日久或受伤失治，局部出现出血水肿，而使筋膜间压力增高，筋膜、肌肉等组织紧张，对神经和血管造成刺激或挤压而发病。如果继续失治或误治，晚期可出现肌腱挛缩、筋膜肥厚，以及组织间粘连，使穿过肌筋膜神经和血管束受到卡压，从而发生持续性症状[3,4]。小针刀治疗早期只需在第三腰椎横突压痛点处刺数针，并行推按手法，旨在降低筋膜间的压力，消除无菌性炎症，解除肌肉和筋膜的痉挛。晚期小针刀一定要到达横突尖部，用横行剥离法行3剥3切，使肌肉、筋膜挛缩和组织间的粘连得到松解，只有这样才能解除神经血管束受到的卡压，从而达到治疗的目的。

【参考文献】

[1] 赵俊. 疼痛治疗学[M]. 北京：华夏出版社，1994：387.

[2] 朱汉章. 小针刀疗法[M]. 北京：中国中医药出版社，1992：192-195.

[3] 叶应陵. 腰腿痛的诊断与治疗[M]. 北京：人民军医出版社，1999：259-260.

[4] 安徽医学院附属医院运动医学科. 推拿疗法与医疗练功[M]. 北京：人民卫生出版社，1996：185-186.

原载：《河北中医》2007年10月第29卷第10期

第二节　自拟通淋排石汤治疗泌尿系结石 86 例

宋学刚　张万昌

泌尿系结石是临床常见病、多发病,是由泌尿系统结石引起的肾、输尿管绞痛,是临床常见的泌尿系急腹症之一[1],会给患者带来很大的痛苦。症见腰痛,尿中带血伴尿急、尿痛、尿频,恶心、呕吐。西医通常采用肌内注射、阿托品静脉滴注、口服消炎解痉等药物止痛。笔者在西医对症治疗基础上采用通淋排石方加减治疗泌尿系结石 86 例,疗效满意。现将结果报告如下。

1　资料与方法

1.1　一般资料

本组所有患者均经 B 超或 X 线腹平片或静脉肾盂造影或 CT 检查确诊为结石,其中男 68 例,女 18 例;年龄 13~76 岁,平均 37.4 岁;肾结石 51 例,其中男 36 例、女 15 例;输尿管结石 18 例,其中男 12 例、女 6 例;肾、输尿管结石 13 例,其中男 9 例、女 4 例;隐性结石 4 例;病程最短半年,最长 5 年;左侧痛 56 例,右侧痛 30 例。所有病例均符合《黄家驷外科学》中肾、输尿管结石的诊断标准。

1.2 治疗方法

以自拟排石汤治疗。基本方:金钱草、白茅根各30g,海金沙(包)、鸡内金、石韦、车前子、瞿麦、萹蓄、王不留行、柴胡、大黄、白术、竹叶各10g,牛膝15g,甘草5g。水煎,每天1剂,早晚分服。疼痛较剧者加三七参5~10g,瘀血内阻者加桃仁10g,结石较大者加穿山甲、皂角刺各10g。西药配合抗生素、解痉止痛药等对症治疗。7天为1个疗程。

2 结果

2.1 疗效标准

治愈:B超检查或X线片示全部排石并收集到结石标本,或未收集到结石标本却在某次排尿过程中有明显的结石排出感;临床症状消失,复查结石阴影消失。有效:B超检查或X线片示部分排石,伴临床症状减退。无效:症状无改善,B超检查或X线片示没有排石。

2.2 治疗结果

86例中治愈56例,有效24例,无效6例,治愈率约65.12%,有效率约93.02%。

3 典型病例

靳某,男,41岁,2003年8月26日初诊。主诉:右侧腹部及腰部阵发性疼痛1天,且疼痛剧烈、小便艰涩,向大腿内侧放射,恶心,尿频,伴肉眼血尿。B超示右侧肾盂可见6mm×7mm及5mm×4mm结石共2枚。尿常规示红细胞(+++)。查体:右侧肾区叩击痛阳性,腰部有压痛,疼痛沿输尿管向会阴部放射,诊断同前。予上方中药每天1剂。共服7剂后疼痛减轻,恶心、呕吐、尿急好转,并予抗感染、解痉等药物补液对症治疗,且大量饮水,适度做跳跃运动。分别于服药后第5天排出2块结石,经B超检查证实结石排出,尿常规阴性,病痊愈,随访2年未复发。

4 体会

泌尿系结石属中医淋证中的"石淋（砂淋）""血淋"范畴。《金匮要略》对本病的症状作了描述："淋之为病,小便如粟状,小腹弦急,痛引脐中。"临床多用清热祛湿、通淋排石或清热凉血、活血祛瘀之法治疗[2]。辨证为湿热之邪,蕴结于下焦,膀胱气化不利,至尿液受其煎熬,日积月累,结为砂石,湿热与砂石互结,交阻于水道,致通降失利,小便艰涩,不通则痛,热盛伤络,迫血妄行致小便涩痛带血,砂石与血块阻塞尿路,故疼痛[3]。现代医学认为,肾绞痛是因为肾中盏结石活动后嵌顿在输尿管中的三个生理狭窄处,引起输尿管平滑肌的痉挛而出现疼痛。通淋排石汤选用金钱草、海金沙、鸡内金、车前子、石韦、瞿麦、萹蓄利水通淋,化石排石;柴胡疏肝醒脾;王不留行活血化瘀,行气止痛;牛膝引药下行;白茅根、大黄清热、利尿、止血。诸药合用,共奏清热利湿、通淋排石之功。

【参考文献】

[1] 中华人民共和国卫生部. 中药新药临床研究指导原则 [S]. 1993:175-176.

[2] 方药中,邓铁涛,李克光,等. 实用中医内科学 [M]. 上海:上海科学技术出版社,1985:276.

[3] 王桂香. 清热排石汤治疗泌尿系结石68例 [J]. 陕西中医,2003,24(4):321-322.

原载:《中国医药导报》2007年10月第4卷第29期

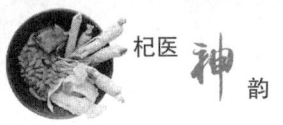

第三节 推拿配合针刺治疗颈性头痛82例

张万昌 孙学勤

头痛是临床常见症状之一,由颈椎间盘、椎间关节等骨性病变及周围软组织损伤引起的头痛,称为颈性头痛。2002~2006年笔者运用推拿手法配合针刺治疗颈性头痛82例,现报告如下。

1 资料与方法

1.1 一般资料

本组82例均符合颈性头痛的诊断标准[1],其中男36例,女46例;年龄最大68岁,最小20岁,平均38岁;病程最长20年,最短20日。颈项痛者64例、头晕42例、肩臂麻痛46例、恶心10例、呕吐4例、视力下降、眼眶部胀痛10例、听力下降伴耳鸣2例。颈椎棘突移位,$C_2$60例、$C_3$18例、$C_4$14例、$C_5$6例、$C_6$8例、$C_7$5例;以上患者中,上颈段C_2移位率较高。颈椎生理曲度变直者30例、反弓3例、曲度过大15例、正常19例。

1.2 治疗方法

推拿:用中医推拿按、揉、拿法,一指禅推法,分筋理筋手法,对附着于患椎棘突、横突后结节,头上下项线等软组织进行手法放松,尤其对枕下三角区、上下斜肌挛缩引起的压痛点,筋结部及偏歪棘突的隆起感部位重点进行松解,操作约15分钟。

颈椎扳法:用颈椎旋转复位法[2],整复偏歪的棘突,使错位关节得以纠正,扳法完毕再重点放松,按摩肌筋5分钟左右。痉挛的肌肉得以松弛后,双侧肌张力恢复平衡。

针灸取穴及针刺法:取风池、天柱、大椎为主,配阿是穴。针刺得气后施平补平泻手法,留针30分钟。

对病程较长者,要注意纠正颈部不良姿势,并需练颈部保健功,以巩固疗效,如"米"字操作、与项争力等。

1.3 治疗效果

治愈:症状完全消失或稍有不适,能参加正常工作,经随访一年未见复发;好转:症状基本消失,因劳累、精神刺激有轻微隐痛,能参加一般工作,休息后无需治疗头痛可消除;无效:经治疗5次,症状未见改善者。

治疗结果:82例患者,治愈41例,占50%;好转38例,占46.3%;无效3例,占3.7%;最少治疗5次,最多治疗30次。

2 体会

颈性头痛的产生与颈椎尤其是颈椎活动范围大、结构不稳、应力集中,颈部软组织易损伤、痉挛或无菌性炎症[3],累及枕大神经、枕小神经和耳大神经[4]及颈椎曲度异常[5]等有关。

因此,治疗颈性头痛的关键是纠正关节错位,调整颈椎曲度,恢复颈椎力学结构平衡。通过放松推拿可分解粘连筋结,松解痉挛肌肉(如斜方肌、斜角肌、胸锁乳突肌、头上斜肌和头下斜肌、肩胛提肌、椎枕肌、头后小直肌等),改善血液循环,减轻软组织炎性水肿,以解除对枕大神经、枕小神经和耳大神经的刺激。颈椎侧弯时常伴有上部颈椎的旋转,而下颈椎的侧弯又可由寰枢椎的旋转来代偿。因此,颈源性头痛时不仅要考虑上颈椎结构紊乱,也应注意有无下颈椎及上胸椎结构紊乱。

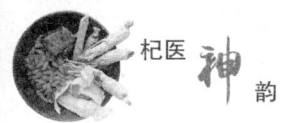

通过颈椎旋转复位法,可选择性地整复寰枢关节及其他颈椎小关节,恢复其正常解剖位置,改善和恢复颈椎生理弧度和颈髓曲度,解除对硬脊膜的牵拉,清除周围软组织的集中应力负荷,缓解肌痉挛和附着处的牵拉性刺激,可直接解除对枕大神经、枕小神经和耳大神经的压迫。针刺相关穴位有很好的抗炎、解痉、镇痛作用[6],我们选取风池、天柱、大椎、阿是穴,针刺并施以适宜的手法刺激,可有效缓解颈部的软组织痉挛,解除因无菌炎症对枕大神经、枕小神经及耳大神经的刺激引起的头痛。三种方法相互配合,再辅以颈部保健功,对颈性头痛确有较好疗效。

【参考文献】

[1] 李义凯. 颈源性头痛的诊断标准 [S]. 中国中医骨伤科杂志,1997,5(6):55-56.

[2] 俞大方. 中医推拿学 [M]. 北京:人民卫生出版社,1985:61.

[3] 张业涛,吕志波. 颈性头痛与第二颈椎横突综合征 [J]. 颈腰痛杂志,1998,19(3):198-199.

[4] 李义凯,钟世镇. 颈源性头痛有关的神经解剖学分析 [J]. 中国中医骨伤科,1996,4(5):54-55.

[5] 常蜀英,张国强,等. 青少年头痛与颈椎曲度异常120例临床研究 [J]. 中华神经科杂志,2001,34(4):198-200.

[6] 郭诚杰. 针灸学 [M]. 北京:中国中医药出版社,2000:419-422.

原载:《按摩与导引》2008年1月第24卷第1期(总157期)

第四节　牵引、推拿及穴位注射治疗神经根型颈椎病 156 例

张万昌　马奇

颈椎病是中老年人的常见病。在各型颈椎病中,以神经根型颈椎病最多见,主要表现为颈肩臂疼痛、麻木,颈部活动功能障碍。近年来,颈椎病的发病率增加,并且呈年轻化趋势。我们在 2005～2008 年采用牵引、推拿、穴位注射三联为主治疗神经根型颈椎病 156 例,疗效满意,现报告如下。

1　资料与方法

1.1　一般资料

选择门诊治疗神经根型颈椎病患者 244 例,按就诊顺序及患者同意的治疗方法,随机分为牵引、推拿、穴位注射为主 156 例,为治疗组;牵引为主 88 例,为对照组。治疗组中,男 88 例,女 68 例;平均年龄 43.7±7.8 岁;平均病程 20.2±4.2 天。对照组中,男 46 例,女 42 例;平均年龄 42.5±6.2 岁;平均病程 19.8±4.5 天。病变部位,治疗组 C_4 30 例,C_5 26 例,C_6 16 例,C_7 10 例,多个节段 70 例;对照组 C_4 17 例,C_5 14 例,C_6 10 例,C_7 6 例,多个节段 39 例。2 组患者在性别、年龄、病程等方面的差异均无显著性($P>0.05$),具有可比性。

1.2　治疗方法

治疗组颈椎牵引,采用电脑电控颈椎牵引,坐位枕颌牵引,牵引力5~10kg,时间20分钟;牵引力的角度为颈椎前曲15°~25°;每日1次,连续牵引2周。

推拿手法:分三步,分别为检查手法、理筋手法、旋转手法。①检查手法:患者坐于长方凳上,放松颈肩部肌肉。检查者站在患者后方,一手托扶患者下颌,另一手拇指指腹沿3条线,即颈正中线(项韧带)、左右颈旁线(颈正中线旁开4cm侧小关节突位置),自上而下轻轻平按。沿正中线平按检查各棘突的位置和软组织情况。然后,将拇指向离棘突约4cm处向前触诊,触摸一侧的关节突是否平坦,关节囊等软组织有无肿胀、肥厚、条索样组织及压痛等病理改变,确定病变的位置。②理筋手法:以拇指和患部组织纤维呈垂直方向作揉、按及弹拨治疗,主要包括棘突及周围软组织、两侧后关节囊、后颈部肌肉以及肩胛内上缘肩胛提肌附着部等部位。直至病变组织复平,患部压痛减轻或消失为止,时间约5分钟。用滚法放松颈部、肩部、上肢肌肉,力量连绵不断,用力由轻到重,由重到轻,反复5遍。沿膀胱经、督脉在颈部走行的方向,用双手拇指指腹进行揉搓,并按揉肩井、风池、肩髎、肩髃、天鼎、曲池、合谷等穴,反复5遍,可放松肌肉,松解组织粘连,为下一步旋转手法做准备。③扳法:以右旋为例,用右前臂置于患者颌下,左手托住枕部。依据触诊检查手法及X线所见,确定颈椎病变位置。根据病变部位不同,将颈椎置于不同位置。在此位置向上牵引,牵引力为6~10kg,时间30秒(可使病变椎间隙充分张开)。保持牵引力,使患者的头部转向右侧,旋转至极限角度(约80°),达到固定感,同时迅速准确地做同向用力旋转,操作成功可以听到一声或多声弹响。隔日治疗1次,7次为1疗程。

穴位注射：①取穴和药物。阿是穴：取患侧颈椎4、5、6、7棘突间旁开2~4cm处寻找压痛点。每次选1~2穴，复方当归注射液2mL、维生素B_{12}注射液0.5mg为1次注射量。②操作与疗程。令患者取坐位，头稍前倾10°~20°，寻找穴位，然后标定穴位，常规消毒，用齿科5号针，垂直刺入，深度1~2cm，待针感传导至枕、肩、背、臂时，再稍后退2mm，回吸无血液，再缓推入药液1.5~2mL，隔日1次，7天为1个疗程。

1.3 治疗结果

2组患者经1个疗程治疗后，其颈椎功能评分均有显著性提高（$P < 0.01$），但2组间治疗组明显高于对照组，差异有显著性意义。一年后随访疗效，治疗组明显高于对照组（$P < 0.05$），差异有非常显著性意义。治疗组治愈率上升幅度35.9%，对照组治愈率上升幅度11.4%，说明牵引、推拿、穴位注射三联治疗神经根型颈椎病，效果优于单纯牵引的对照组。详见表1、表2。

表1 两组神经根型颈椎病患者治疗前后颈椎功能评分比较（$\bar{x} \pm s$）

组别	n	治疗前	治疗后
治疗组	156	10.33 ± 7.30	18.25 ± 1.26$^{\triangle \blacktriangle}$
对照组	88	11.45 ± 3.13	16.28 ± 1.54$^{\triangle}$

注：与对照组治疗前比较$^{\triangle}P < 0.01$；与对照组治疗后比较$^{\blacktriangle}P < 0.05$

表2 两组神经根型颈椎病患者疗效比较

组别	n	治愈	显效	有效	无效	总有效率(%)
治疗组	156	82	48	20	2	97.4$^{\triangle}$
对照组	88	24	32	22	10	88.6

注：与对照组比较$^{\triangle}P < 0.05$

2 体会

神经根型颈椎病是由于颈椎的一系列病理变化所致的,如椎间盘退变、后方小关节骨质增生、钩椎关节的骨刺形成和小关节松动与移位,均可对脊神经后根造成刺激、牵拉与压迫,导致脊神经后根和周围组织反应性水肿、根管狭窄及根袖粘连,产生颈肩背及上肢疼痛、麻木及肌力的改变[2],常因外伤受寒、颈部过度活动、坐卧姿不良等诱因反复发作。因此,颈椎病是一个复杂的局部病理改变,包括周围软组织、颈椎骨质结构与神经的病理改变。

颈椎牵引能拉宽椎间隙,纠正颈椎列线不正[3],牵引还能够解除肌肉痉挛,有利于已外突的组织复位或改变对神经根的压迫[4]。颈椎病复杂的病理改变要求治疗措施能综合起作用,不仅能恢复或改善局部异常解剖结构,解除神经压迫,还必须能够缓解肌肉紧张,改善局部血液循环,消除局部炎症等,因此采用综合疗法是最佳选择。本研究采用牵引、手推拿复位、穴位注射等手段治疗神经根型颈椎病,疗效显著,明显优于单纯牵引($P < 0.05$)。推拿手法能缓解颈部肌肉痉挛,调整颈椎关节扭曲、松动、错位,促进炎症吸收[5]。而用复方当归注射液可活血化瘀、舒筋通络,维生素B_{12}具有良好的营养神经功能,局部阿是穴注射药物可直接作用于患处,能发挥更好的作用。

【参考文献】

[1] 国家中医药管理局. 中医病证诊断疗效标准[S]. 南京:南京大学出版社,1994:186.

[2] 王德利,李曙明,杨敏杰,等. 神经根型颈椎病的解剖学基础及其进展[J]. 颈腰痛杂志,2001,22(4):332-334.

[3] 周士枋,范振华. 实用康复医学[M]. 南京:东南大学

出版社,1998:644.

[4] 顾千里,潘子毅. 枕颌牵引治疗颈椎病的临床研究[J]. 中国中医骨伤科杂志,2003,11(1):44-46.

[5] 叶锐彬,罗小兵. 牵引、按摩治疗神经根型颈椎病的临床研究[J]. 颈腰痛杂志,2005,26(2):113-115.

原载:《陕西中医》2010年第31卷第9期

第五节　中医学气与针灸关系的浅析

张万昌

"气"在祖国医学中应用非常广泛,或反映人与自然环境的关系,或指人体组织器官的功能活动,或指具有营养作用的精微物质,有时包含着物质与功能两方面,有时则指疾病的演变过程等。由于"气"所分布的部位不同,内外有别或功能有异,故有"真气""元气""营气""卫气""宗气"、脏腑之气、经络之气、四时之气、邪正之气等名称。但就气产生的来源来看,主要包括经脾胃运化转输的水谷精微之气和与自然吸入之清气结合聚于胸中的所谓"宗气",以及禀受于先天、封藏于肾的所谓精气(真气),及由外邪入侵或某些致病因素所谓邪气数种。[1]《灵枢·决气》曰:"上焦开发,宣五谷味,熏肤,充身,泽毛,若雾露之溉,是谓气。"《素问·宝命全形论》则曰:"人以天地之气生,四时之法成。"《素问·上古天真论》云:"虚邪贼

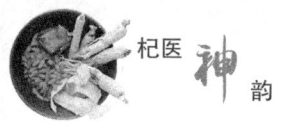

风,避之有时。"《素问·刺法论》又明确指出:"正气存内,邪不可干。"这些论述对气的含义与作用作了高度概括,指出"气与人的发育和健康有密切关系,其与自然环境相生相应、不可分离"。[2]人体内部各组织器官要协调平衡,而且要与自然环境的变化相互协调,才能保持动态的平衡,否则,就会出现气机混乱,而产生疾病。若这种不平衡状态长期得不到纠正,就会使人体营养缺乏,机能衰退,甚或出现阴竭、阳脱,以致危及生命。可见"气"在中医学中是十分重要的。现就"气"与针灸治病的关系,谈点肤浅认识。

气的运行以经络为通道,针灸治病主要是依靠经络这个途径来实现的。经络是人体运行气血的通道,又是脏腑气化的途径,脏腑一方面通过经络表里相合,同时又依靠经络之气相通。在病理情况下,脏腑有病可以通过经络反映到体表,经络失调亦可影响脏腑。《灵枢·经别》说:"夫十二经脉者,人之所以生,病之所以成,人之所以治,病之所以起。"这不仅说明人的生命有赖于经络"行血气而营阴阳,濡筋骨,利关节"才能维持,而且疾病的发生发展过程以及治愈,都依靠经络,尤其是针灸治病主要是通过经络这一途径来实现的。[2]例如,足三阳经脉从头走足,临床上遇到前额连眼眶胀痛的阳明头痛、面肌挛痛、上牙痛等,往往针刺四白、内庭而获良效。这是因为足阳明胃经经脉起鼻额,入上齿,循面颊,上额颅,下行到脚内庭,终历兑,故针刺上述胃经腧穴,能反应到头额、面颊及齿龈而达到治疗的目的。少阳头痛常取足临泣、率谷;太阳头痛针昆仑与至阴均能取得良好的疗效,都是基于"经脉所通,主治所及"这个道理。

守神候气是针刺取效的关键。守神中,"守"是维护的意思;"神"泛指整个人体生命活动的表现,是人的精神意识、思维活动以及脏腑气、血、津、液活动等外在表现的高度概括。

《灵枢·本神》曰:"生之来谓之精,两精相搏谓之神。"《灵枢·平人绝谷》曰:"神者,水谷之精气也。"《灵枢·小针解》曰:"神者,正气也。"《素问·八正神明论》曰:"血气者,人之神也。"这说明神产生于先天又赖后天水谷之精气的不断补充,所以营卫气血的盛衰消长与精神的旺盛、意识的灵敏、体质的强壮有着密切的关系。《灵枢·天年》说的"失神者死,得神者生",充分说明了神在人体的生命活动中是何等重要。神分布于全身,游行于经络腧穴,表现为高级的功能活动,如意识、知觉、思维、精神等,包括神、魂、魄、意志、思虑、智等内容。《灵枢·本神》中的"脉舍神",《灵枢·九针十二原》中的"所言节者,神气之所游行出入也",都是说神可随气出入经络腧穴之中,针刺取效,必须得经络腧穴中之神气。张志聪说的"行针者,贵在得神取气",《灵枢·九针十二原》中说的"粗守形,上守神",则更加明确强调了一位针灸医生不能仅凭一些外表症状机械地应用针刺治疗了事,而要求全面掌握和分析所得的材料,根据患者的精气神变化情况,辨明病证所属,恰当灵活地运用刺法。所以"守神"是针刺治病过程中极为重要的方法和要领。[3]

候气主要是指针刺经穴后,要候得酸、麻、胀、痛、凉、热、蚁走、电掣等感应。这种感应谓之"气至",也称得气。判断得气与否,一方面指患者进针后的感觉,另一方面是术者的指觉。如入针后术者感到针下沉紧,视针处皮肤略紧而凸起,患者面部有表情,多为得气之征,反之针下轻浮虚活,针处颇松弛不紧,患者面部无反应,多为未得气的表现。《标幽赋》曰:"轻滑慢而未来,沉涩紧而已至……气之至也,如鱼吞钩饵之浮沉,气未至也,如闲处幽堂之深邃。气速至而速效,气迟至而不治。"《灵枢·九针十二原》说:"气至而有效。"笔者在临床中体会到,气速至多为人体正气充沛,反应快,收效快,病亦易愈;经气迟迟不至,

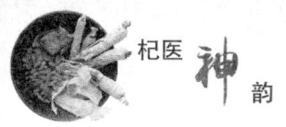

是人体正气虚弱的表现,反应必然迟钝,收效慢,病亦难愈。如果经过各种(如摇、扪、循、捻、进、退、搞、留等)行针候气手法气仍不至,多为正气衰竭的征象,预后必然不良。由此可见,针刺守神候气是针刺起作用的关键。除此之外,还要求我们在施针时做到"势若擒龙""手如握虎""神无营于众物",即全神贯注地细心操作,从而更好地收到预期效果。

　　针刺之所以能使疾病痊愈,在于其能调和阴阳之气。疾病的发生、发展与外部环境以及患者体质等客观因素关系极大,病情往往错综复杂,如能辨证施治,施以恰当的行针手法予以"调气",则能达到疾病向愈的目的。那么怎样调气呢?《素问·至真要大论》指出:"调气之方,必别阴阳,定其内外,各守其乡。"《灵枢·根结》说:"用针之要,在于知调阴与阳。调阴与阳,精气乃光,合形与气,使神内藏。"可见,调气主要在于调和阴阳之气。我们应根据四诊所得的材料,作出正确的判断,分清邪正,辨明虚实,才能做到扶正祛邪,补不足、泻有余,不犯虚虚实实之弊,达到邪去正安、阴阳调和的目的。[4] 必须指出的是,针灸治病不借药物,针灸的补泻方法虽然是针对补正气、泻邪气而说的,但它的根本作用在于调气。所以《灵枢·终始》说"凡刺之道,气调而止",又说"和气之方,必通阴阳"。邪正斗争为疾病过程中的主要矛盾,而阴阳失调则是构成这一矛盾的根本原因。阴阳失调主要表现为或虚或实,或虚实夹杂,而针刺调和阴阳的根本手法是或补或泻,或平补平泻。虚是正气不足,当用补法,扶助正气;实是邪气有余,当用泻法,以导其壅滞,散其风寒,降其火逆;若虚实偏胜不明显,仅表现为气机紊乱者,可用平补平泻法,以平调其气乱。所以我们应掌握和运用调气治则,调整疾病中的太过和不及,使之达到动态平衡,这就是针(灸)刺使疾病痊愈的根本所在。

【参考文献】

[1] 李德新. 中医基础理论[M]. 北京:人民卫生出版社,2001:128-132.

[2] 杨长森,何树槐. 针灸治疗学[M]. 上海:上海科学技术出版社,1985:1.

[3] 陆寿康,胡伯虎. 针刺手法100种[M]. 北京:中国医药科技出版社,1988:10-24.

[4] 府强. 实用针灸疗法临床大全[M]. 北京:中国中医药出版社,1991:20.

原载:陕西中医2012年第33卷第8期

第六节 梅花针合舒筋正骨术治疗瘀滞型肩周炎124例临床观察

张万昌 孙发安 孙 明 孙桂芳

肩关节周围炎简称"肩周炎",是以肩周持续性酸重疼痛、肩关节活动严重受限,甚或肩臂肌肉萎缩为主要临床表现的一类疾病。我们采用梅花针叩刺配合舒筋正骨术治疗瘀滞型肩周炎,取得了满意疗效,现报告如下。

1 资料与方法

1.1 一般资料

124例患者系我院针灸科2011年7月～2012年6月门

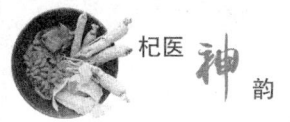

诊就诊入选病例,均符合肩周炎诊断标准。患者按照就诊顺序分为治疗组和对照组,治疗组62例,男性25例(40.32%),女性37例(59.68%);年龄42~65岁,平均(53±12.5)岁;对照组62例,男性26例(41.94%),女性36例(58.06%);年龄45~66岁,平均(54±12.7)岁。2组患者年龄、性别比较,差异无统计学意义($P > 0.05$),具有可比性。

1.2 诊断和纳入标准[1]

①一侧肩部肿胀,酸痛或跳痛,疼痛拒按,以夜间为甚,或睡后痛醒,痛连上臂及肘部。②肩关节主动、被动活动受限,外展、内旋、外旋及上举严重限制,肩臂肌肉粘连和挛缩。③肩前、后、外侧压痛,舌质暗或有瘀斑,舌苔白,脉弦或细涩。④肩关节X线检查无异常改变。⑤心电图检查无异常,既往无严重躯体疾病者。⑥42岁≤年龄<66岁。⑦签署知情同意书,自愿成为项目观察者。

1.3 排除标准

①不符合纳入病例标准者。②排除肩关节骨结核、肩关节风湿和类风湿关节炎、肩关节肿瘤、颈椎病等所致肩关节疼痛及活动受限者。③合并严重心脑血管、肺、肝、肾及造血系统疾病者。④妊娠或哺乳期妇女及精神病患者。

1.4 治疗方法

1.4.1 治疗组:①自拟方,取肩前、肩髃、肩贞、臑俞、天宗、阿是穴,梅花针1具(由江苏省吴江市佳辰针灸器械有限公司提供)。每次选3穴,穴位皮肤常规消毒后,以梅花针快速重度叩刺,每次每穴叩0.5min,刺至点状出血为度,拭去血迹,行叩刺穴位皮肤消毒。2天治疗1次,5次为1个疗程,休息2天,再行下个疗程。②舒筋正骨术,患者仰卧,医者以拿法推拿患肩肩前、肩髃及上臂前部5~8min,同时外展、外旋患肢;

然后患者健侧卧位以拿法推拿患肩肩贞、臑俞、天宗穴及上臂外侧、后侧部5~8min,并上举和内收患肢;再嘱患者坐位,以揉法点按肩前、肩髃、肩贞、臑俞、天宗、阿是穴10分钟,同时依次环转摇肩10次,并以拿捏手法拿捏患肢;然后后扳患肢,逐渐用力3次,以患者能忍受为度背后拉臂,再嘱患者沉肩伸肘,医者缓缓向斜上方用提抖法牵抖患肢;之后以搓法由患侧肩部至上臂、前臂进行反复搓动并施以抖法,至缓缓放松,术毕。每日1次,10次为1个疗程,休息2天再行下个疗程,治疗2个疗程结束,统计临床疗效。

1.4.2 对照组:自拟方,取肩前双、肩髃双、肩贞双、臑俞双、外关双、合谷双、阿是穴,毫针(一次性不锈钢针灸针,由江苏省吴江市佳辰针灸器械有限公司提供,规格0.25mm×50mm)提插针刺,以泻法,并予艾卷温针灸,留针20min;针后再予针灸穴位拔火罐,10分钟起罐,每天1次,10次为1个疗程,休息2天,再行下个疗程,治疗2个疗程结束,统计临床疗效。

1.5 疗效标准

治愈:肩部疼痛消失,肩关节功能完全恢复正常;显效:肩部疼痛明显缓解,肩关节功能基本恢复正常;有效:肩部疼痛减轻,肩关节活动功能改善;无效:症状无改善。

1.6 统计学方法

采用SPSS15.0统计软件,计量资料以$\bar{x} \pm s$表示,比较采用t检验,以$P < 0.05$为差异有统计学意义。

2 结果

经2个疗程治疗,治疗组总有效率明显高于对照组($P < 0.05$),见下表。在整个实施过程中,2组患者未出现滞针、血肿、烫伤、感染等不良反应,对照组有2例首次针刺出现晕针,经对症处理后恢复正常。同时,124例病例全部按疗程完成2个疗

程观察,未出现脱落病例,说明本研究依从性较好。

表1 2组患者治疗效果比较

组别	n	治愈	显效	有效	总有效
治疗组	62	32(51.61%)	17(27.42%)	9(14.52%)	58(93.55%)*
对照组	62	22(35.48%)	14(22.58%)	11(17.74%)	47(75.81%)

注:*与对照组比较,$\chi^2=7.52$,$P<0.05$

3 体会

肩关节周围炎是是临床常见病,多发于50岁左右人群,属中医"痹病"范畴。主因五旬之人阴气衰半、气血亏虚,加之长期劳累易感风寒湿邪,致寒凝血瘀,经络阻滞,因气血失于濡养而发本病。如《素问·痹论》所言,"痛者,寒气多也,有寒故痛也""痹在于骨则重,在于脉则血凝而不流,在于筋则屈而不伸"。

梅花针是多支短针浅刺人体穴位的一种针法,古称"浮刺""扬刺""半刺"。《灵枢·官针》曰:"扬刺者……,以治寒气之博大者也。"此方法具有疏通经络、调和气血之功,并具刺激面积广、刺激量均衡、操作方便等特点,故用于治疗肩周炎极为适宜。本研究所列均为瘀血阻络型,由于瘀血阻滞,气血运行失常,痹阻经脉,且又失于濡养而致各种病理变化[2],故用梅花针叩刺出血,以祛除瘀血、通畅经络,肩部经脉肌肉得以濡养,通则不痛。舒筋正骨术可有效改善关节组织痛阈,松解关节粘连,促进血液循环,加速渗出吸收和代谢,并通过被动活动关节改善肩关节功能障碍,促进关节功能恢复,是治疗肩关节周围炎极为有效的推拿手法[3]。

梅花针叩刺配合舒筋正骨术治疗肩周炎虽取得了显著疗效,但无效病例尚占一定比例,还须从研究方案优化、多种治疗方法联合应用等方面进一步深入研究,以便以更加有效、安全、可靠的技术为患者服务。

【参考文献】

[1] 国家中医药管理局医政司.22个专业95个病种中医诊疗方案[M].北京:中国中医药出版社,2011:153.

[2] 李德新.中医基础理论[M].北京:人民卫生出版社,2001:216.

[3] 程自银.舒筋正骨治疗肩周炎疗效显著的临床报告[J].按摩与康复医学,2012,3(1):83-84.

原载:《宁夏医学杂志》2013年8月第35卷第8期

第七节 针刺治疗末梢神经炎96例

麦凤香 张万昌

2004年1月～2007年1月,笔者采用针刺配合放血疗法治疗末梢神经炎96例,收到很好的效果,现将结果报告如下。

1 资料与方法

1.1 一般资料

治疗患者96例中,男17例,女79例;年龄最小22岁,最大64岁;病程最长4年,最短20天。

1.2 治疗

1.2.1 毫针治疗 主穴:曲池、合谷、足三里、太冲。配穴:手三里、外关、内关、中渚、阳陵泉、三阴交、太溪、足临泣。每次选主穴两对,接脉冲电流,选用疏密波,刺激强度以患者能耐受为宜。通电20~30分钟,余穴用泻法或平补平泻法,留针30分钟,每日1次,10天为1疗程,休息2天后进行下个疗程。

1.2.2 穴位注射 维生素B_{12}注射液1mL加当归注射液1mL加2%利多卡因0.2mL,用眼科一次性注射器,每次选2~4个穴位,每穴刺入后患者有酸胀感时注入0.5mL混合药液。每日1次,10次为1疗程。

1.2.3 放血疗法 选十宣穴,局部用酒精棉球消毒,用眼科一次性注射针头刺0.2~0.3mm,挤血3~4滴,3~4天1次,3次为1疗程。

2 结果

2.1 疗效标准 临床治愈:麻木、疼痛感消失,腱反射正常,运动功能正常,随访半年未复发;显效:麻木疼痛感消失,但劳累或冷水洗衣服后仍有症状,可以忍受;无效:治疗后症状无改善。

2.2 治疗结果 1个疗程治愈16例,2个疗程治愈58例,3个疗程治愈12例,4个疗程治愈7例,显效3例,总有效率100%。

3 体会

该病任何年龄均可发病,但以中年妇女多见,病因很多,感染、代谢及内分泌障碍、营养障碍、化学因素、变态反应、结缔组织疾病、遗传等均可引起,其病理改变主要是周围神经的节段性脱髓鞘和轴突变性或两者兼有,少数病例可伴有神经肌肉连接点的改变。

本病属中医学"痿症"和"痹病"范畴,为脏器素虚,外邪入侵,湿热浸淫经脉或风寒湿闭阻经络,经脉失养而发。根据《黄帝内经》"治痿独取阳明"的理论,选穴以手足阳明经为主,配合手足少阳经穴,调胃益气,增加营养以治其本,更配合穴位注射、放血疗法以通经活络,以去其"不荣""不通"之因,而加速疾病痊愈。

【参考文献】

[1] 中华人民共和国卫生部. 中药新药临床研究指导原则[S].1993.175-176.

[2] 方药中,邓铁涛,李克光,等. 实用中医内科学[M]. 上海:上海科学技术出版社,1985:276.

[3] 王桂香. 清热排石汤治疗泌尿系结石68例[J]. 陕西中医,2003.24(4):321-322.

原载:《四川中医》2007年第25卷第12期

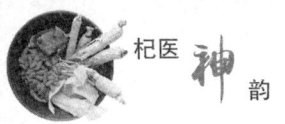

第七章　中宁枸杞发明专利产品

第一节　一种中宁枸杞胶及其制备方法

一种中宁枸杞胶专利摘要

本发明提供了一种中宁枸杞胶,所述中宁枸杞胶包含以下质量份的组分:中宁枸杞 8~12 份、桑椹 3~5 份、生地黄 2~4 份、太子参 0.8~1.2 份、山药 2~4 份、麦冬 1.5~2.5 份、黄精 1.5~2.5 份、石斛 0.8~1.2 份。其方法包括以下步骤:将所述组分加入其质量 5~10 倍的水中,煎煮 2~3 次,每次 1.5~2.5h,合并上清液并澄清;将澄清后的上清液浓缩至胶冻状,然后移至凉胶间,胶体摊开整平,再行暴晒至胶块状即成。本发明的中宁枸杞胶具有养肝、滋肾、明目、润肺、健脾、乌发、补精填髓的功效,适用于三高患者及肝肾不足引起的精血亏虚,腰膝酸软,头晕耳鸣,阳痿遗精,须发早白,内热口渴,面色萎黄,目昏不明。

一种中宁枸杞胶专利权利要求书

1. 一种中宁枸杞胶,其特征在于,所述中宁枸杞胶包含以下质量份的组分:中宁枸杞8~12份、桑椹3~5份、生地黄2~4份、太子参0.8~1.2份、山药2~4份、麦冬1.5~2.5份、黄精1.5~2.5份、石斛0.8~1.2份。

2. 根据权利要求1所述的中宁枸杞胶,其特征在于,所述中宁枸杞胶包含以下质量份的组分:中宁枸杞10份、桑椹4份、生地黄3份、太子参1份、山药3份、麦冬2份、黄精2份、石斛1份。

3. 一种制备权利要求1或2所述的中宁枸杞胶的制备方法,其特征在于,该方法包括以下步骤:将所述组分加入其质量5~10倍的水中,煎煮2~3次,每次1.5~2.5h,合并上清液并澄清;将澄清后的上清液浓缩至胶冻状,然后移至凉胶间,胶体摊开整平,再行暴晒至胶块状即成。

4. 根据权利要求1所述的中宁枸杞胶的制备方法,其特征在于,合并上清液后澄清2.5~3.5h。

一种中宁枸杞胶及其制备方法

技术领域

本发明属于中药配方的技术领域,具体涉及一种中宁枸杞胶及其制备方法。

背景技术

中宁枸杞是家种名优农产品,是继承我国长期利用野生中宁枸杞的传统经验,在宁安堡一带特殊环境下发展起来的贵重中药材。

中宁枸杞中含甜菜碱(detaine)、玉蜀黍黄素(zeaxanthine)、

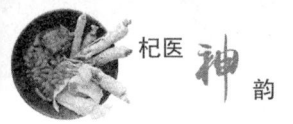

酸浆红素(physalein)、中宁枸杞多糖、胡萝卜素、核黄素、烟酸、维生素C等;性平,味甘;具有滋补肝肾,益精明目的功效,用于虚劳精亏、腰膝酸痛、眩晕耳鸣、内热消渴、血虚萎黄、目昏不明。

阿胶、龟板胶、鹿角胶、鳖甲胶、黄明胶等属荤胶,临床应用有一定的局限。因此,如何将中宁枸杞与其它中药配方配伍,获得一种能够在临床上应用的中宁枸杞胶,是本领域亟待解决的技术问题。

发明内容

为了解决上述技术问题,本发明的目的在于提供一种中宁枸杞胶及其制备方法。

具体的,一方面,本发明提供了一种中宁枸杞胶,所述中宁枸杞胶包含以下质量份的组分:中宁枸杞8~12份、桑椹3~5份、生地黄2~4份、太子参0.8~1.2份、山药2~4份、麦冬1.5~2.5份、黄精1.5~2.5份、石斛0.8~1.2份。

优选的,所述中宁枸杞胶包含以下质量份的组分:中宁枸杞10份、桑椹4份、生地黄3份、太子参1份、山药3份、麦冬2份、黄精2份、石斛1份。

其中,各中药组分的功效如下:

中宁枸杞:味甘性平,入肝、肾经,走血分,补血虚,功擅通血脉,利关节,滋养肝肾,益精明目。

桑椹:味甘性寒,归心、肝、肾经,功擅滋阴养血,生津润燥。

生地:味甘性寒,归心经、肝经、肾经,能清热凉血,养阴生津,用于血热引起之吐血、衄血,善治阴虚津伤所至肠燥便秘烦渴头昏,身热发斑等。

太子参:味甘、微苦性平,归脾经、肺经。功擅益气健脾、生津润肺,本品既能补脾气,又能养胃阴,专治脾虚胃弱,食少倦怠,口干舌燥,多用于亚健康的调补之药。

山药:味甘,性平,归脾经、肺经、肾经,功擅益气养阴,涩精止带,健脾、补肺、滋肾,专治脾虚食少,消瘦,泄泻乏力,是慢病、久病、大病后的一味调补佳品。

麦冬:味甘,微苦,性凉,归心、肺、胃经,能滋阴润肺,养阴生津,清心除烦。善治肺肾阴虚之劳嗽咳血,喉痹咽痛,内热消渴,肠燥便秘,心烦失眠,多梦少寐等。

黄精:味甘,性平,归脾、肺、肾经。本品补气养阴,健脾润肺,滋阴补肾,专治脾胃虚弱引起体倦乏力,食欲不振,劳嗽咳血,腰膝酸软,须发早白,内热消渴等。

石斛:味甘,性寒,归胃经,肾经。本品养胃生津,养阴清热,专治热病伤津,烦渴,胃脘隐痛,食少干呕,阴虚津亏,明目安神,筋骨痿软,骨蒸劳热。

本发明还提供了所述中宁枸杞胶的制备方法,该方法包括以下步骤:将所述组分加入其质量5~10倍的水中,煎煮2~3次,每次1.5~2.5h,合并上清液并澄清;将澄清后的上清液浓缩至胶冻状,然后移至凉胶间,胶体摊开整平,再行暴晒至胶块状即成。全部制作过程严格按照传统的制胶工序完成。优选的,合并上清液后澄清2.5~3.5h。

本发明的有益效果:

本发明的中宁枸杞胶配方中以中宁枸杞为君药,桑椹、生地黄为臣药,太子参、山药、麦冬和黄精为佐药,石斛为使药,具有养肝、滋肾、明目、润肺、健脾、乌发、补精填髓的功效,适用于三高患者及肝肾不足引起的精血亏虚,腰膝酸软,头晕耳鸣,阳痿遗精,须发早白,内热口渴,面色萎黄,目昏不明。

本发明的中宁枸杞胶能提高淋巴细胞的转化率,提高心肌细胞cAMP的水平,提高学习记忆力,改善脑功能以延缓衰老,防治动脉血管粥样硬化和肝脂肪浸润,能显著降低甘油三酯和总胆固醇,能够抑制肝糖原酶解而降糖,直接清除氧自由基。

具体实施方式

下面通过实施例的方式进一步说明本发明,但并不因此将本发明限制在所述实施例范围之中。下列实施例中未注明具体条件的实验方法,按照常规方法和条件,或按照商品说明书选择。

下述实施例中,如非特别说明,所用试剂和材料均为常规市售可得。

实施例1

一种中宁枸杞胶包含以下质量份的组分:中宁枸杞8份、桑椹3份、生地黄2份、太子参0.8份、山药2份、麦冬1.5份、黄精1.5份、石斛0.8份。

该中宁枸杞胶的制备方法包括以下步骤:将上述组分加入其质量6倍的水中,煎煮2次,每次2.5h,合并上清液并澄清2.5h;将澄清后的上清液浓缩至胶冻状,然后移至凉胶间,胶体摊开整平,再行暴晒至胶块状即成。

实施例2

一种中宁枸杞胶包含以下质量份的组分:中宁枸杞10份、桑椹4份、生地黄3份、太子参1份、山药3份、麦冬2份、黄精2份、石斛1份。

该中宁枸杞胶的制备方法包括以下步骤:将所述组分加入其质量5倍的水中,煎煮3次,每次2h,合并上清液并澄清3h;将澄清后的上清液浓缩至胶冻状,然后移至凉胶间,胶体摊开整平,再行暴晒至胶块状即成。

实施例 3

一种中宁枸杞胶包含以下质量份的组分:中宁枸杞 10 份、桑椹 5 份、生地黄 3 份、太子参 0.8 份、山药 2 份、麦冬 1.5 份、黄精 1.5 份、石斛 1 份。

该中宁枸杞胶的制备方法包括以下步骤:将所述组分加入其质量 8 倍的水中,煎煮 2 次,每次 2.5h,合并上清液并澄清 2.5h;将澄清后的上清液浓缩至胶冻状,然后移至凉胶间,胶体摊开整平,再行暴晒至胶块状即成。

实施例 4

一种中宁枸杞胶包含以下质量份的组分:中宁枸杞 12 份、桑椹 5 份、生地黄 4 份、太子参 1.2 份、山药 4 份、麦冬 2.5 份、黄精 2.5 份、石斛 1.2 份。

该中宁枸杞胶的制备方法包括以下步骤:将所述组分加入其质量 10 倍的水中,煎煮 3 次,每次 2.5h,合并上清液并澄清 3h;将澄清后的上清液浓缩至胶冻状,然后移至凉胶间,胶体摊开整平,再行暴晒至胶块状即成。

实验例

1.本发明的中宁枸杞胶对实验性高脂血症小鼠的降脂作用的影响

选用健康雄性 SPF 级 ICR 小鼠 22±2g 60 只,于宁夏医科大学实验动物中心屏障系统适应性喂养 1 周后随机分为 6 组:①正常对照组,以下简称正常组;②模型组;③模型+本发明实施例 2 的中宁枸杞胶(160g/kg、50g/kg、15g/kg)剂量组;④模型+辛伐他汀组。于实验前一天给小鼠禁食不禁水 12h,于每天早 8:00~9:00 灌胃给药。除正常组饲喂普通饲料外,其余各组均饲喂高糖高脂饲料。同时,给药组每日分别灌胃本发明的中宁枸杞胶 160g/kg、50g/kg、15g/kg(溶剂用生理盐水),辛

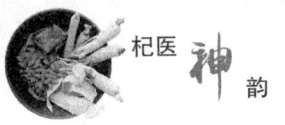

伐他汀5mg/kg(溶剂用0.5%CMC-Na溶液)。正常组和模型组每日给予同体积生理盐水,每次用药体积均按0.2ml/10g计算。各组灌胃1次/天,连续灌胃4周。每周记录一次小鼠体重,观察饮食对小鼠体重的影响。

每周记录一次小鼠体重。末次给药禁食不禁水12h后各组小鼠摘除眼球取血,4℃冰箱静置30min后将血样低温离心,3500r/s,离心15min,分离血清,密封,-20℃冷存待检。采用试剂盒检测血清中TC、TG、HDL-C、LDL-C、MDA、SOD、ALT、AST水平。

(1)本发明的中宁枸杞胶对高脂血症小鼠体重的影响

整个实验周期内各组小鼠体重没有差异($P>0.05$),说明在给药期间各组小鼠生长良好,给药行为未对小鼠造成不良反应,具体见表1。

表1 本发明的中宁枸杞胶对高脂血症小鼠体重的影响($\bar{x} \pm s$, g)

组别	体重
正常组	31.31 ± 8.34
模型组	31.71 ± 8.42
模型+辛伐他汀组	33.41 ± 9.10
模型+中宁枸杞胶(160g/kg)组	34.15 ± 8.72
模型+中宁枸杞胶(50g/kg)组	34.78 ± 9.09
模型+中宁枸杞胶(15g/kg)组	34.36 ± 8.24

注:与模型组比较,a 差异有显著性($P<0.05$), aa 差异有极显著性($P<0.01$);与正常组比较,b 差异有显著性($P<0.05$), bb 差异有极显著性($P<0.01$),下同

(2)本发明的中宁枸杞胶对高脂血症小鼠血脂水平的影响

与正常组相比:模型组 TG、HDL-C 并未升高,且差异不具有统计学意义($P>0.05$);各组小鼠血清中 TC、LDL-C 含量升高,且差异具有统计学意义($P<0.01$);与模型组相比:辛伐他汀组和中宁枸杞胶高剂量组血清中 TC、LDL-C 含量升高,差异有统计学意义($P<0.05$);中宁枸杞胶中剂量组和低剂量组 LDL-C 差异有统计学意义($P<0.01$);辛伐他汀组及高、中、低剂量组 HDL-C 有所升高,但差异无统计学意义($P>0.05$)。表明该高脂血症小鼠为单纯性胆固醇升高,且本发明中宁枸杞胶可降低血清中 LDL-C 的水平($P<0.05$),升高 HDL-C 的水平($P>0.05$),治疗组 HDL-C 升高且与模型组无差异,考虑是给药时间太短,可延长给药时间,进一步观察,具体见表2。

表2 本发明的中宁枸杞胶对高脂血症小鼠血脂水平的影响 ($\bar{x} \pm s, n = 10, \text{mmol/L}$)

组别	TG	TC	LDL-C	HDL-C
正常组	1.16 ± 0.47	5.24 ± 1.27	1.44 ± 0.24	4.53 ± 2.14
模型组	0.98 ± 0.27	9.11 ± 1.27bb	2.57 ± 0.57bb	4.33 ± 0.88
模型+辛伐他汀组	1.35 ± 0.49a	6.81 ± 1.55aab	1.76 ± 0.50aa	4.64 ± 1.02
模型+中宁枸杞胶(160g/kg)组	1.27 ± 0.33	7.23 ± 2.20ab	2.12 ± 0.58abb	4.90 ± 0.61
模型+中宁枸杞胶(50g/kg)组	1.24 ± 0.43	8.40 ± 1.36bb	1.96 ± 0.40aab	4.82 ± 0.68
模型+中宁枸杞胶(15g/kg)组	1.23 ± 0.24	8.49 ± 2.52bb	1.67 ± 0.33aa	5.19 ± 0.93

(3) 本发明的中宁枸杞胶对高脂血症小鼠氧化应激的影响

与正常组相比:模型组 MDA 水平升高、SOD 水平降低,差异有统计学意义($P<0.01$);与模型组相比:辛伐他汀组和高、中、低剂量组 MDA 水平降低、SOD 水平升高,差异有统计学意义($P<0.01$)。表明本发明的中宁枸杞胶可以显著降低血清中 MDA 水平和升高 SOD 水平,机体抗氧化能力大于氧化能力,本发明的中宁枸杞胶发挥了抗氧化作用,具体见表3。

表3 本发明的中宁枸杞胶对高脂血症小鼠氧化应激的影响($\bar{x} \pm s$, $n=10$)

组别	MDA(nmol/ml)	SOD(U/ml)
正常组	10.32 ± 1.07	82.16 ± 5.21
模型组	14.31 ± 2.15bb	61.78 ± 13.87bb
模型+辛伐他汀组	11.14 ± 1.46aa	80.10 ± 3.18aa
模型+中宁枸杞胶(160g/kg)组	11.02 ± 1.56aa	77.77 ± 9.55aa
模型+中宁枸杞胶(50g/kg)组	10.43 ± 2.16aa	79.61 ± 7.78aa
模型+中宁枸杞胶(15g/kg)组	10.53 ± 2.46aa	83.87 ± 6.90aa

(4) 本发明的中宁枸杞胶对高脂血症小鼠肝功能的影响

与正常组相比:模型组小鼠血清中 ALT、AST 未见升高,差异无统计学意义($P>0.05$);与模型组相比:辛伐他汀组和高、中、低剂量组 ALT、AST 稍有变化,且差异无统计学意义($P>0.05$),具体见表4。

表4 本发明的中宁枸杞胶对高脂血症小鼠肝功能的影响
($\bar{x} \pm s$, n=10)

组别	ALT（U/L）	AST（U/L）
正常组	2.22 ± 2.03	2.85 ± 0.90
模型组	2.39 ± 1.85	2.91 ± 0.93
模型+辛伐他汀组	3.37 ± 3.55	3.44 ± 1.75
模型+中宁枸杞胶(160g/kg)组	4.5 ± 3.68	3.74 ± 1.00
模型+中宁枸杞胶(50g/kg)组	3.58 ± 3.02	3.72 ± 1.92
模型+中宁枸杞胶(15g/kg)组	3.24 ± 3.12	3.44 ± 2.35

上述结果表明：本发明的中宁枸杞胶具有很好的降血脂作用，且可有效改善高脂血症引起的氧化应激。

2.本发明中宁枸杞胶对2型糖尿病小鼠的降糖作用的影响

8周龄雄性ICR小鼠60只，适应性饲养一周后，随机抽取10只为正常组，给予普通饲料，其余给予高脂高糖饲料。喂养4周之后，对各组小鼠禁食不禁水12h过夜，高脂饲料组给予STZ 130mg/kg腹腔注射，正常组则予同体积的柠檬酸－柠檬酸钠缓冲液腹腔注射。在注射后第5日禁食6h，所有小鼠尾静脉取血10μL，测空腹血糖值(FBG)。若空腹血糖值≥11.1mmol/L则认为2型糖尿病小鼠模型复制成功。

将符合2型糖尿病模型标准的小鼠依体重和空腹血糖进行随机分组：模型组8只，二甲双胍+模型组8只，中宁枸杞胶高剂量+模型组8只、中宁枸杞胶中剂量+模型组8只、中宁枸杞胶低剂量+模型组8只。同时，随机从普通饲料喂养组选取8只作为正常对照组。二甲双胍组给予二甲双胍200mg/kg,其余组给予本发明实施例2中宁枸杞胶高、中、低剂量(分别为160g/kg、50g/kg、15g/kg)。与此同时,对正常组小鼠及模型组小鼠灌胃给予等量的生理盐水。

给药4周后,各组小鼠禁食不禁水12h,摘除眼球取血,将收集的血液置于EP管中,于4℃冰箱静置30min,以3500r/min转速,4℃离心10min,取上清淡黄色澄清液即血清,-20℃冻存,供小鼠生化指标检测使用。各组小鼠摘眼球处死后,全血装在EDTA抗凝管中,用于糖化血红蛋白的检测。

(1)中宁枸杞胶对2型糖尿病小鼠体重的影响

在喂以高脂饲料时,除正常组小鼠,其余小鼠体重明显增加。造模成功后,糖尿病小鼠均出现体重下降。给药后,模型组小鼠体重,较正常组有显著差异($P<0.01$);二甲双胍组与模型组比较,有显著差异($P<0.01$),中宁枸杞胶高、中、低剂量组,与模型组比较无显著性差异($P>0.05$)。具体结果见表5。

表5 中宁枸杞胶对2型糖尿病小鼠各组体重的影响 ($\bar{x} \pm s$, $n=6$)

组别	造模前	给药1周	给药2周	给药3周	给药4周
正常组	24.95±0.16	38.6±0.26	45.72±0.36	46.55±0.23	48.02±0.22
模型组	24.55±0.15	34.9±0.22aa	33.88±0.32aa	34.07±0.36aa	33.6±0.30aa
二甲双胍+模型组	24.3±0.18	35.21±0.34	37.78±0.58bb	37.36±0.31	36.29±0.38
中宁枸杞胶高剂量+模型组	23.05±0.15	33.34±0.42	33.88±0.47	33.33±0.54	34.88±0.58

续表

组别	造模前	给药1周	给药2周	给药3周	给药4周
中宁枸杞胶中剂量+模型组	23.3 ± 0.29	34.59 ± 0.17	34.2 ± 0.0.09	36.7 ± 30	37.02 ± 0.26
中宁枸杞胶低剂量+模型组	23.25 ± 0.27	33.67 ± 0.22	32.5 ± 0.11	35.17 ± 0.26	34.3 ± 0.25

注：与正常组比较，a 差异有显著性（$P < 0.05$），aa 差异有极显著性（$P < 0.01$）；与模型组比较，b 差异有显著性（$P < 0.05$），bb 差异有极显著性（$P < 0.01$）。

(2) 中宁枸杞胶对 2 型糖尿病小鼠 FBG 的影响

给药后，模型组小鼠 FBG 有明显上升趋势，与正常组小鼠 FBG 比较有极明显差异（$P < 0.01$）。给药 1 周后，二甲双胍组小鼠 FBG 明显低于其他给药组，与模型组相比较有显著差异（$P < 0.05$）；给药 2 周后，中宁枸杞胶高剂量组小鼠 FBG 明显降低，与模型组相比较有显著性差异（$P < 0.01$）；给药 4 周后，中宁枸杞胶高剂量组小鼠 FBG 与模型组相比，有极显著性差异（$P < 0.01$），其余中宁枸杞胶中、低剂量组小鼠血糖，与模型组相比有显著性差异（$P < 0.05$）。具体结果见表 6。

表 6 对中宁枸杞胶对 2 型糖尿病小鼠各组空腹血糖的影响（$\bar{x} \pm s$, $n=6$, mmol/L）

组别	给药1周	给药2周	给药3周	给药4周
正常组	5.91 ± 0.011	6.21 ± 0.083	5.35 ± 0.11	5.46 ± 0.900
模型组	28.34 ± 0.30aa	28.54 ± 0.45aa	28.29 ± 0.35aa	28.86 ± 0.33aa
二甲双胍+模型组	19.21 ± 0.52b	15.46 ± 0.0.33bb	15.89 ± 0.33bb	15.0 ± 0.30bb

续表

组别	给药1周	给药2周	给药3周	给药4周
中宁枸杞胶高剂量+模型组	20.04 ± 0.38b	18.43 ± 0.49bb	16.83 ± 0.38bb	16.26 ± 0.33bb
中宁枸杞胶中剂量+模型组	21.43 ± 0.41b	20.34 ± 0.39b	19.76 ± 0.42b	18.8 ± 0.33b
中宁枸杞胶低剂量+模型组	21.82 ± 0.30b	20.79 ± 0.48b	19.93 ± 0.68b	19.86 ± 0.63b

注：与正常组比较，a 差异有显著性($P<0.05$)，aa 差异有极显著性($P<0.01$)；与模型组比较，b 差异有显著性($P<0.05$)，bb 差异有极显著性($P<0.01$)。

(3) 中宁枸杞胶对 2 型糖尿病小鼠糖耐量的影响

给药 4 周后，各组小鼠给予相同剂量的葡萄糖，各组小鼠的血糖均表现出先升高，而后逐渐下降的趋势。给予葡萄糖 0.5h 后，各给药组血糖均明显上升；给予葡萄糖 1h 后，二甲双胍给药组与模型组相比，有显著性差异($P < 0.01$)；至 2h 时，中宁枸杞胶高、中剂量给药组与模型组比较均存在极显著差异($P < 0.01$)，中宁枸杞胶低剂量给药组与模型组相比存在显著差异($P < 0.05$)（如图1）。

(4) 中宁枸杞胶对 2 型糖尿病小鼠糖化血红蛋白(HbAlc)的影响

给药 4 周后，糖尿病小鼠的糖化血红蛋白值均有明显的下降趋势。模型组小鼠与正常组相比较，有显著性差异($P < 0.05$)；二甲双胍给药组、中宁枸杞胶高剂量给药组与模型组相比较，有显著性差异($P < 0.05$)；而中宁枸杞胶中、低剂量给药组与模型组相比较，无显著性差异($P > 0.05$)。结果具体见表7。

表7 对中宁枸杞胶对2型糖尿病小鼠各组糖化血红蛋白(HbAlc)的影响 ($\bar{x} \pm s$, $n=6$)

组别	HbAlc（%）
正常组	0.69 ± 0.021
模型组	1.47 ± 0.09a
二甲双胍+模型组	0.95 ± 0.014b
中宁枸杞胶高剂量+模型组	0.94 ± 0.02b
中宁枸杞胶中剂量+模型组	1.01 ± 0.028
中宁枸杞胶低剂量+模型组	1.05 ± 0.067

注：与正常组比较，a 差异有显著性（$P<0.05$），aa 差异有极显著性（$P<0.01$）；与模型组比较，b 差异有显著性（$P<0.05$），bb 差异有极显著性（$P<0.01$）

(5) 中宁枸杞胶对2型糖尿病小鼠氧化应激的影响

抗氧化酶超氧化物歧化酶(SOD)和过氧化物产物丙二醛(MDA)是检测机体氧化应激的两大指标。给药4周后，中宁枸杞胶明显改善了糖尿病小鼠氧化应激反应，提高了超氧化物歧化酶(SOD)水平（$P < 0.01$），降低了丙二醛(MDA)（$P < 0.01$）。模型组小鼠与正常组相比较，SOD 水平明显降低（$P < 0.01$），而 MDA 明显高于正常组以及其他组（$P < 0.05$），结果具体见表8。

表8 中宁枸杞胶对2型糖尿病小鼠各组氧化指标的影响 ($\bar{x} \pm s$, $n=6$)

组别	MDA（nmol/mL）	SOD（U/mL）
正常组	15.43 ± 0.32	116.00 ± 0.53

续表

组别	MDA（nmol/mL）	SOD（U/mL）
模型组	34.18±0.68aa	78.00±0.157aa
二甲双胍+模型组	18.63±0.75bb	100.76±1.31bb
中宁枸杞胶高剂量+模型组	19.08±0.26bb	96.00±1.69bb
中宁枸杞胶中剂量+模型组	20.72±1.00bb	89.93±2.94bb
中宁枸杞胶低剂量+模型组	20.97±0.28bb	87.71±2.32bb

注：与正常组比较，a 差异有显著性($P<0.05$)，aa 差异有极显著性($P<0.01$)；与模型组比较，b 差异有显著性($P<0.05$)，bb 差异有极显著性($P<0.01$)。

上述结果表明：本发明的中宁枸杞胶高剂量降低了糖尿病小鼠的空腹血糖和糖化血红蛋白值，并提高了糖尿病小鼠的糖耐量，能增强 2 型糖尿病小鼠清除氧自由基的能力。

3. 本发明中宁枸杞胶的临床病例报告

①随机选择 254 例高血糖患者服用本发明实施例 2 中宁枸杞胶 3 个月后，临床疗效统计观察，有明显的降糖作用。

②随机选择 256 例高血脂患者服用本发明实施例 2 中宁枸杞胶 3 个月后，临床实验疗效观察表明，有明显的降低胆固醇、甘油三酯、低密度脂蛋白的功能。

③254 例容易产生疲劳感、体虚嗜睡的人群服用本发明实施例 2 中宁枸杞胶 3 个月后，有明显的解除疲劳、增强免疫力的功效。

病例报告 1：患者王某，男，58 岁，中宁县新堡乡盖弯村人。2013 年 1 月开始出现头痛、头晕、疲乏嗜睡、口干口渴、消瘦，多方治疗无效，病情逐渐加重，于 2013 年 5 月来医院就诊，发现血液中葡萄糖含量高达 11.5mmol/L,服用本发明实施例 2 中宁枸杞胶 3 个月后,每月检查血糖,第 1 个月降至 9.0mmol/L,第 2 个月降至 8.2mmol/L,第 3 个月降至 6.1mmol/L,直至正常范围。

病例报告 2:患者王某,女,57 岁,中宁恩和人。失眠 3 年,精神疲乏,腰膝酸软,四肢乏力,记忆减退,从今年 5 月开始服用本发明实施例 2 中宁枸杞胶 1 个月后,失眠症状逐渐改善,疲乏感消失,腰膝不再酸软,四肢有力,记忆力明显增强,连续服用 3 个月,上述症状几乎完全消退。

病例报告 3:患者杨某,男,60 岁.1 年前自己感觉四肢疲乏无力,头晕多梦,心烦易躁,精神不振。医院检查后发现有明显的高脂血症,血清胆固醇 6.2mmol/L,甘油三酯 4.5mmol/L,低密度脂蛋白 4.3mmol/L。自 2013 年 5 月开始服用中宁枸杞胶 3 个月,上述症状逐渐减轻,检查血清胆固醇由 6.2mmol/L 降至 5.3mmol/L,甘油三酯由 4.5mmol/L 降至 2.8mmol/L,低密度脂蛋白由 4.3mmol/L 降至 3.4mmol/L,有明显降脂作用。

病例报告 4:患者张某,女,27 岁,中宁县人,研究生,北京中日合资企业工作。2014 年 9 月 16 日初诊。因工作压力太大,失眠 2 月余,伴头晕、乏力、纳差、心悸、心情烦躁,月经量少、色淡,舌淡,脉弱,医院诊断为抑郁症。服药 1 个月疗效欠佳,后使用中药治疗。中医辨证为心脾两虚、肝气郁结证,以归脾汤、逍遥散加减,共 15 剂。服药后,睡眠尚好,头晕、乏力明显好转,以中宁枸杞胶调理善后,半年后身体恢复,能正常工作。

临床验证表明:本发明中宁枸杞胶对高血脂症、糖尿病有一定的治疗作用,尤其是抗疲劳作用明显,通过动物实验,也验证了以上功效。

以上对本发明所提供的中宁枸杞胶及其制备方法与应用

进行了详细介绍。本文中应用了具体个例对本发明的原理及实施方式进行了阐述,以上实施例的说明只是用于帮助理解本发明的方法及其核心思想。应当指出,对于本技术领域的普通技术人员来说,在不脱离本发明原理的前提下,还可以对本发明进行若干改进和修饰,这些改进和修饰也落入本发明权利要求的保护范围内。

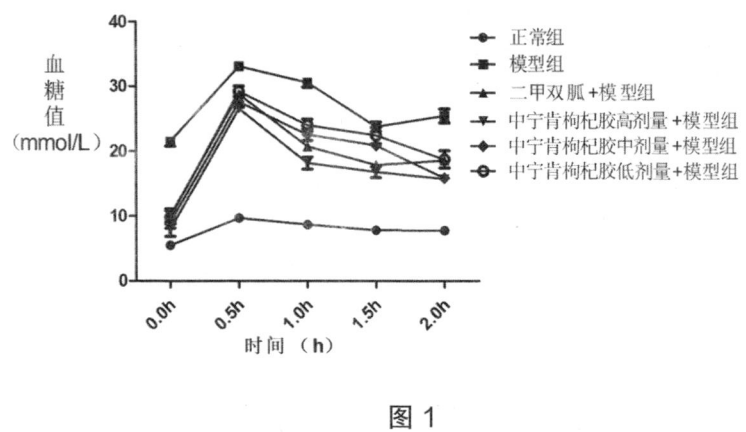

图1

第二节 一种药食两用的枸杞养生膏及其制备方法

一种药食两用的枸杞养生膏专利摘要

本发明公开了一种药食两用的枸杞养生膏,包括以下原料,其成份和质量份数为,枸杞子8~20份、黄精0.5~6份、西洋参0.5~8份。还公开了制备该枸杞养生膏的方法,包括如下步骤:①将原料用水清洗5次,然后再浸泡2~4h;②将上步处理好的枸杞子置入煎锅,将黄精、西洋参切成片状再分别置入煎锅进行煎煮;③将上述药汁做过滤处理后继续煎煮,不断搅拌浓缩;④将上步处理得到的药液过滤,再倒入煎锅继续加热煎煮,并不断搅拌,搅拌至提起搅棍有药汁挂旗,停止加热即得到膏滋。本发明的枸杞养生膏性味平和,在对人体起到抗疲劳等效果的同时不会有上火等副作用的产生,并且通过该方法制备出的枸杞养生膏农药残留量低,重金属含量低,营养成分高。

一种药食两用的枸杞养生膏专利权利要求书

1. 一种药食两用的枸杞养生膏,该枸杞养生膏包括以下原料,其成份和质量份数为,枸杞子8~20份、黄精0.5~6份、西洋参0.5~8份。

2. 根据权利要求1所述药食两用的枸杞养生膏,该枸杞养生膏还包括天精草0.5~5份、地骨皮1~10份、枸杞果柄0.5~8份、甘草0.5~5份中任意一种、两种或两种以上混合,上述份数为质量份数。

3. 一种制备权利要求1所述药食两用枸杞养生膏的方法,其特征在于,该方法包括如下步骤:

(1)将8~20份的枸杞子、0.5~6份的黄精、0.5~8份的西洋参用水清洗5次,然后再浸泡2~4h,上述份数为质量份数。

(2)经上步处理好的枸杞子置入煎锅,黄精、西洋参切碎成片状再分别置入煎锅,每个煎锅中所放水与药材的质量份数

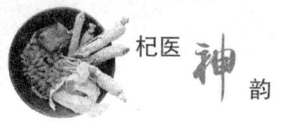

比均为10∶1,每次煎煮2h后取出药汁,再添加水使水与药材的质量配比不变,共煎煮3次,最后将所有药汁混合,置于容器中放置6h。

(3) 把上述药汁做过滤处理后重新置于煎锅中,加热至沸腾后,改用文火,不断搅拌至药液呈稠糊状,得到浓缩药液。

(4) 将上步处理得到的药液过滤,再倒入煎锅维持文火加热,并不断搅拌,搅拌至提起搅拌棒药汁挂旗,停止加热即得到药食两用的枸杞膏。

4. 根据权利要求3所述制备药食两用枸杞养生膏的方法,其特征在于,当枸杞养生膏的原料还包括天精草、地骨皮、枸杞果柄、甘草时,所述方法步骤(1)(2)的具体操作:

(1) 将8~20份的枸杞子、0.5~6份的黄精、0.5~8份的西洋参、0.5~5份的天精草、1~10份的地骨皮、0.5~8份枸杞果柄、0.5~5份的甘草用水清洗5次,然后再浸泡2~4h,上述份数为质量份数。

(2) ①煎煮枸杞子、黄精、西洋参:将经上步处理好的枸杞子置入煎锅,黄精、西洋参切碎成片状再分别置入煎锅,每个煎锅中所放水与药材的质量份数比均为10∶1,每次煎煮2h后取出药汁,再添加水使水与药材的质量配比不变,共煎煮3次,最后将所有药汁混合。②煎煮地骨皮、天精草、枸杞果柄、甘草:将经(1)处理好的地骨皮、天精草、枸杞果柄、甘草分别置入煎锅中,每个煎锅中加的水均高出药材3~5cm,先浸泡6~8h,然后煎煮2次,每次先用武火煮,沸腾后用文火煎煮2h,过滤得到药汁,在第二次煎煮之前要补充水保证其高度不变,两次煎煮之后过滤得到的药液并入上述枸杞混合药液中,置于容器中放置6h。

5. 根据权利要求 3 所述的制备药食两用枸杞养生膏的方法,其特征在于,所述步骤(4)得到枸杞养生膏后,趁热度还没散去时,快速倒入已经清洗并消毒过的容器中,在室温条件下自然降温,直至枸杞养生膏温度凉至室温后,再行封盖保存,保存的温度为 2~8℃。

一种药食两用的枸杞养生膏及其制备方法

技术领域

本发明涉及天然成分药食两用的产品技术领域,是一种药食两用的枸杞养生膏。

背景技术

枸杞子,味甘,性平偏温,入肝、肾经。具有滋补肝肾、养血补精、明目润肺之功,善治肝肾不足之头晕目眩、腰膝酸软、视力减退、遗精及消渴、虚劳咳嗽等症。现有技术除了将枸杞子当作一味药材,也有的把枸杞子制成食品或保健品,例如公开号为 CN1000341541C 的一种枸杞滋补膏,其枸杞滋补膏组成:枸杞子 500g、当归 50g、鹿角脱盘 3g、蜂蜜 500g。但是这种枸杞滋补膏并不是所有人群都可食用,因体虚的原因不同,有些人在食用之后会出现上火的症状,使体内更加燥热,达不到保健效果,而市场上现有的膏类保健品多用阿胶、鹿角胶、蜂蜜或糖收膏,糖尿病患者和高血脂人群是不适宜甚至禁忌的,食用人群范围不广,滋补效果有待提高。

发明内容

为了解决上述现有枸杞药品或食品食用人群范围不广、滋补效果待提高的缺陷,本发明公开了一种药食两用的枸杞养生膏及其制备方法,使高脂血症、糖尿病患者也可使用,并

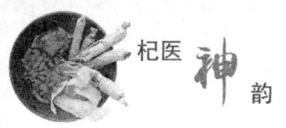

且达到辅助降血脂、降血糖、改善疲劳状态的目的。

为实现上述目的，本发明采用的技术方案是，开发出一种药食两用的枸杞养生膏，其成分和质量份数为枸杞子8~20份、黄精0.5~6份、西洋参0.5~8份。本发明以枸杞子、黄精、西洋参为主要成分，单纯服用枸杞子或枸杞养生膏，因人体体质禀赋有偏颇，约三分之一的人群会有"上火"症状，如牙痛、牙龈肿痛出血、鼻出血、口舌生疮、口燥咽干、大便秘结等，所以本发明将多种成分经过科学配伍，不仅使人体能够吸收枸杞子的营养成分，有保健的功效，同时不会出现上火等副作用，而且该枸杞养生膏不另加糖类、胶质等材料，使高血糖、高血脂的人群也可食用，扩大了适用人群。

枸杞产于宁夏、甘肃、内蒙古、青海等地，宁夏枸杞可入药，其中中宁出产的枸杞子为道地中药材，素有"中宁枸杞甲天下"之美称。

《本草纲目》载枸杞子"久服坚筋骨，轻身不老，耐寒暑……补精气诸不足，易颜色，变白，明目安神"。《汤液本草》曰："主渴而引饮，肾病消中。"《本草经集注》说该药具有"补益精气，强盛阴道"等功效。现代药理研究发现，枸杞浸膏有降血糖、降血脂作用。枸杞多糖有增强免疫力、抗肿瘤的作用。煎剂和醇提取物有降压、抗衰老、抗缺氧、抗疲劳、抗氧化、抗辐射作用，能保护肝细胞，促进肝细胞的新生，恢复肝功能，对慢性肝炎、中心性视网膜炎、肺结核、糖尿病、神经衰弱等病症均有良好的防治作用。

枸杞子虽没有人参之名望、虫草之尊贵，但无论男女老幼、贵贱贫富，识之者多，用之者众，是一味天赐的百姓良药。枸杞子药食俱佳，除了入药，还有多种吃法，其中膏滋通过二十余小时熬制浓缩,人体最易吸收,利用率最高,滋补作用最好。

黄精也是一种药食两用的补益佳品,甘平滋润,入脾、肺、肾经。既能滋肾阴、润肺燥,又能补脾阴、益脾气,治阴虚燥咳、劳嗽久咳,用之能滋肾阴、润肺燥而止咳;治脾胃虚弱之症,用之能补气而益阴;治肾精亏虚,腰膝酸软、头晕等症,还可治肾精亏虚、阴液不足之消渴证。《本草纲目》载黄精"补诸虚,止寒热,填精髓",《名医别录》说其"主补中益气,除风湿,安五脏。久服轻身,延年,不饥"。现代研究表明,黄精含黄精多糖、低聚糖、黏液质甾体皂苷及多种氨基酸。其多糖能增强免疫功能并促进肝细胞 DNA、RNA 及蛋白质的合成。煎剂有降血糖、降血脂、增加冠脉流量、抗心肌缺血、抗疲劳、抗氧化、抗衰老、抗细菌和真菌、抗病毒作用。

西洋参为补气益阴之名贵药材,其性凉,味甘而微苦。归心、肺、胃经。功擅补气养阴、清火生津,为治气阴不足而火盛之佳品。《医学衷中参西录》曰:"西洋参性凉而补,凡欲用人参而不受人参之温补者,皆可以此代之。"《本草从新》载:"补肺降火,生津液,除烦倦,虚而有火者相宜。"《本草再新》曰:"治肺火旺,咳嗽痰多,气虚呵喘,失血,劳伤,固精安神,生产诸虚。"现代研究认为,西洋参含人参皂苷 Rb_1、Rg_1 等三十多种皂苷,以及有机酸、甾醇聚炔类、氨基酸、蛋白质及多糖等。其中人参皂苷及多糖等为其主要有效成分。西洋参具有镇静、抗心肌缺血、利尿、护肝、抗缺氧、抗疲劳、抗肿瘤等作用。

该枸杞养生膏还包括天精草 0.5~5 份、地骨皮 1~10 份、枸杞果柄 0.5~8 份、甘草 0.5~5 份,上述份数为质量份数。这些附加成分均是本领域公知的可食用的成分,附加成分没有用到糖类、蜂蜜、胶之类的辅助添加剂,所以患糖尿病、高血压等疾病的人群也是可以食用的。枸杞养生膏配方纯天然,不用胶或糖类收膏,实现了真正的食用安全。

地骨皮为枸杞根皮,味甘,性寒,归肺、肝、肾经,具有清退虚热、清热凉血、清肺降火之功。临床常用来治疗阴虚发热,尤擅治虚劳骨蒸、心烦盗汗,又可治血热妄行的吐血、衄血、尿血诸症。还可清肺火而治肺热咳嗽。《食疗本草》曰:"主骨热,消渴。"《珍珠囊》曰:"解骨蒸肌热,除消渴,凉血。"现代研究表明,地骨皮含桂皮酸、甜菜碱、亚油酸、亚麻酸及酚类等。本品煎剂能抑制伤寒杆菌、甲型副伤寒杆菌、福氏痢疾杆菌。水提物、乙醇提取物有较强的解热作用,还有一定的降压作用,把地骨皮添加至本发明中,使本发明的枸杞养生膏有辅助降压的功效,且可克制枸杞子偏温之性。

天精草,又名枸杞苗、枸杞头、地仙草,为枸杞的嫩茎叶,苦、甘而凉,入心、肺、脾、肾四经,具有补肝益肾、生津止渴、祛风除湿、活血化瘀之功效。主治虚劳发热、烦渴、目赤昏痛、障翳夜盲、崩漏带下、热毒疮肿等症。《本草汇言》中赞它"使气可充,血可补,阳可生,阴可长,火可降,风湿可去,有十全之妙用焉"。《日华子本草》认为它"除烦益智,补五劳七伤,壮心气,去皮肤骨节间风,消热毒,散疮肿"。王磐的《野菜谱》中称"枸杞头……饥人饱食如珍馐"。枸杞苗中主要含甜菜碱、胡萝卜素、亚油酸钙,以及天冬氨酸、谷氨酸、甲硫氨酸、牛磺酸等氨基酸,且富含铁、锌、硒等多种人体必需的微量元素。枸杞苗为药食两用之佳品。把天精草添加到本发明的枸杞养生膏中,有增加人体免疫力的功效。

枸杞果柄,为枸杞果与嫩枝之间的连接部分,味苦,性平,有宣发、上升、走表、透疹、去痘、养颜、白肤、明目、治五劳七伤之功能,本发明将枸杞果柄添加到方中有辅助降血糖降血压之功效。

甘草,治五脏六腑之寒热邪气,坚筋骨,长肌肉,倍气力,解毒,久服轻身延年。生用泻火热;熟用散表寒,去病痛,除病邪,缓正气,养阴血,补脾胃,润肺。

本发明还公开了制备药食两用枸杞养生膏的方法,包括如下步骤:

(1) 将8~20份枸杞子、0.5~6份黄精、0.5~8份西洋参用水清洗5次,然后再浸泡2~4h,上述份数为质量份数。将药材充分洗净,再用水浸泡,将杂质、残留的农药等去掉。

(2) 将经上步处理好的枸杞子置入煎锅内,黄精、西洋参切成片状再分别置入煎锅,每个煎锅中所放水与药材的质量份数比均为10∶1。每次煎煮2h后取出药汁,再添水使水与药材的质量配比不变,共煎煮3次,最后将所有药汁混合,置于容器中放置6h。

(3) 把上述药汁做过滤处理后重新置于煎锅中,加热至沸腾后,改用文火,并不断搅拌,浓缩药液。将多余水分蒸发,使药液黏稠,便于后续成为膏滋。

(4) 将经上步处理得到的药液维持文火熬制,并不断搅拌,搅拌至提起搅拌棒有药汁挂旗时,停止加热即得到膏滋。挂旗前不使用胶类、蜂蜜或糖,这样可扩大使用人群。

当枸杞养生膏的原料还包括天精草、地骨皮、枸杞果柄、甘草时,所述步骤(1)(2)的具体操作方法:

(1) 将8~20份枸杞子、0.5~6份黄精、0.5~8份西洋参、0.5~5份天精草、1~10份地骨皮、0.5~8份枸杞果柄、0.5~5份

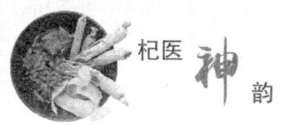

甘草,用水清洗5次,然后再浸泡2~4h,上述份数为质量份数;再加入其他成分时,清洗的步骤相同即可。

(2)①煎煮枸杞子、黄精、西洋参:将经上步处理好的枸杞子置入煎锅,黄精、西洋参切成片状再分别置入煎锅,每个煎锅中所放水与药材的质量份数比均为10︰1,每次煎煮2h后取出药汁,再添水使水与药材的质量配比不变,共煎煮3次,最后将所有药汁混合均匀;②煎煮地骨皮、天精草、枸杞果柄、甘草:将经(1)处理好的地骨皮、天精草、枸杞果柄、甘草分别置入煎锅中,每个煎锅中加的水均高出药材3~5cm,先浸泡6~8h,然后煎煮2次,每次先用武火煎煮,沸腾后改用文火煎煮2h,过滤后得到药汁,在第二次煎煮之前要补充水保证其高度不变,两次煎煮之后过滤得到的药液并入上述枸杞混合药液中,置于容器中静置6h。添加的地骨皮等大多为根皮或叶状,应先浸泡使药材泡透,其有效成分容易煎出,再煎煮4h就可得到其中的有益成分。

上述步骤(4)得到枸杞养生膏后,趁其热度还没散去时,快速倒入已经清洗并消毒过的容器中,在室温条件下自然降温,直至枸杞养生膏温度凉至室温后,再行封盖保存。保存的温度为2~8℃,这是一般家庭冰箱都能够达到的条件,保藏不需要特殊的环境。

综上所述,本发明的有益效果可概述为:

其一,通过科学合理配方,解决了单纯服用枸杞子或服用单味枸杞膏,部分人群不适宜、容易出现"上火"副作用的难题。

其二,制作工艺与现代技术不同,利用古法,制成了纯天然的膏滋,不添加胶类、蜂蜜或糖,也不添加各种防腐剂,食用安全,即使糖尿病、高血脂、高血压等人士亦可服用,食用人群广泛。

其三,通过科学合理的相配,使该枸杞养生膏降血脂、降血压、降血糖的作用增强,提高人体免疫力,增强抗疲劳作用。

其四,本发明的枸杞养生膏配方中都是药食两用的药材,既可以当作高脂血症、糖尿病的辅助用药,也可以作为抗疲劳,提高免疫力的保健食品食用。

具体实施方式

以下结合具体实施病例,进一步说明本发明的内容。

实施例一

本发明研发出的一种药食两用的枸杞养生膏包括以下原料,其成分和质量份数为,枸杞子10份,黄精1份,西洋参1份。

制备上述药食两用枸杞养生膏的方法,包括如下步骤:

(1) 将10份枸杞子、1份黄精、1份西洋参用水清洗5次,然后再浸泡2~4h,上述份数为质量份数。

(2) 将经上步处理好的枸杞子置入煎锅,黄精、西洋参切成片状再分别置入煎锅,每个煎锅中所放水与药材的质量份数比均为10∶1,每次煎煮2h后取出药汁,再添水使水与药材的质量配比不变,共煮3次,最后将所有药汁混合,置于容器中放置6h。

(3) 把上述药汁做过滤处理后重新置于煎锅中,加热至沸腾后,改用文火,不断搅拌至药液呈稠糊状,即得到浓缩药液。

(4) 将经上步处理得到的药液,维持文火进一步浓缩,并不断搅拌,搅拌至提起搅拌棒有药汁挂旗时,即得到膏滋。

经上述步骤(4)得到枸杞养生膏后,趁其热度还没散去时,快速倒入已经清洗并消毒过的容器中,在室温条件下自然降温,直至枸杞养生膏温度凉至室温后,再行封盖保存。

以下通过列举出几个服用过枸杞养生膏的病例,对本枸杞养生膏的功效作进一步的说明。

(1) 李某,女,70岁。既往病史:慢性胃炎15年,间断服用奥美拉唑胶囊及多潘立酮片剂,偶有胃脘部不适。高血压病史8年,口服硝苯地平缓释片(每次10mg,每日2次)、依那普利(每次10mg,每日1次)。平时血压维持在140~160/90~100mmHg,既往查血脂高,未予治疗,饮食适当控制。

服膏时间:2013年6月18日至2013年7月18日。

服膏方法:患者每次取枸杞养生膏20mL,加开水至100mL,搅拌均匀后饮用,每日1次。

服用枸杞养生膏期间继续服用原降压药物,定期监测血压。

服用枸杞养生膏期间健康指导:低盐、低脂、低糖饮食,禁食生冷刺激食物,畅情志,适量运动,避免受凉。

患者服用枸杞养生膏前主要临床表现:头晕,目眩,耳鸣,夜间睡眠差,大小便正常,舌质红,脉弦细。查体:BP150/90mmHg,心率80次/分,双肺(-)。

实验室检查:肝肾功能正常;GLU6.1mmol/L,TG2.80mol/L,TC6.8mmol/L,HDL1.23mmol/L,LDL4.53mmol/L。

患者服用枸杞养生膏1个月后主要临床表现:头晕、目眩较前明显好转,耳鸣消失,夜间睡眠改善,舌质略红,脉弦。服膏期间检测血压波动在120~130/80~90mmHg。

实验室检查:肝肾功能正常;GLU5.2mmol/L,TG2.10mmol/L,TC5.1mmol/L,HDL1.51mmol/L,LDL3.31mmol/L。

总结：患者服用枸杞养生膏后，头晕、目眩、耳鸣、夜间睡眠差有明显改善，同时血压也控制良好，血脂明显下降，无肝肾功能损害、上火等副作用。

(2) 刘某，女，35岁。既往病史：卵巢囊肿手术摘除后1年，术后月经正常，无其他慢性病病史及传染病病史。

服膏时间：2013年6月21日至2013年7月21日。

服膏方法：每次取枸杞养生膏20mL，加开水至100mL，搅拌均匀后饮用，每日1次。

服用枸杞养生膏期间健康指导：普食，禁食生冷刺激及油腻食物，畅情志，适量运动，避免受凉。

患者服用枸杞养生膏前主要临床表现：易疲劳，阵发性头晕、目眩及耳鸣，劳累后明显，夜间睡眠差，大小便正常，舌质淡红，脉沉细。查体：BP90/60mmHg，心率80次/分，双肺(-)。

实验室检查：肝肾功能正常，GLU5.2mmol/L，血脂正常，血红蛋白正常。

患者服用枸杞养生膏1个月后主要临床表现：头晕、目眩及耳鸣消失，易疲劳感消失，夜间睡眠改善，舌质淡红，脉细。服膏期间检测血压波动在90~100/60~70mmHg。

实验室检查：肝肾功能正常，血糖正常。

总结：患者服用枸杞养生膏后疲劳感消失，头晕、目眩、耳鸣、夜间睡眠差有明显改善，同时血压较前回升，血糖及血脂正常，无肝肾功能损害，无内分泌紊乱、口舌生疮等上火症状。

(3) 周某，男，43岁。既往病史：高血压病史5年。口服硝苯地平缓释片每次10mg，每日2次；依那普利每次10mg，每日1次；阿司匹林肠溶片每次0.1g，每日1次。平时血压维持

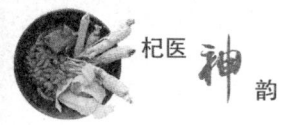

在 140~160/100~110mmHg。既往无其他慢性病病史及传染病病史。

服膏时间：2013 年 6 月 8 日至 2013 年 7 月 8 日。

服膏方法：每次取枸杞养生膏 20mL，加开水至 100mL，搅拌均匀后饮用，每日 1 次。

患者服用枸杞养生膏期间继续服用原降压药物，定期监测血压。

服用枸杞养生膏期间健康指导：低盐、低脂饮食，禁食生冷刺激食物，畅情志，适量运动，避免受凉。

患者服用枸杞养生膏前主要临床表现：头晕，夜间睡眠可，食欲好，大小便正常，舌质红，脉弦。查体：BP150~105/90~80mmHg，心率 80 次 / 分，双肺 (-)。

实验室检查：肝肾功能正常；GLU5.2mmol/L，TG2.90mmol/L，TC6.5mmol/L，HDL1.65mmol/L，LDL4.53mmol/L。

患者服用枸杞养生膏 1 个月后主要临床表现：头晕明显好转，舌质红，脉弦，服膏期间检测血压波动在 120~130/80~90mmHg。

实验室检查：肝肾功能正常；GLU5.5mmol/L，TG2.10mmol/L，TC5.2mmol/L，HDL1.70mmol/L，LDL3.09mmol/L。

总结：患者服用枸杞养生膏后头晕有明显改善，同时血压控制良好，血脂明显下降，无肝肾功能损害。

(4) 王某，女，40 岁。既往病史：无慢性病病史及传染病病史。

服膏时间：2013 年 6 月 2 日至 2013 年 7 月 2 日。

服膏方法：每次取枸杞养生膏 20mL，加开水至 100mL，搅拌均匀后饮用，每日 1 次。

服用枸杞养生膏期间健康指导：普食，禁食生冷及油腻食物,畅情志,适量运动,避免受凉。

患者服用枸杞养生膏前主要临床表现:多汗易感,疲乏无力,面色暗,夜寐不安,头晕目眩,劳累后明显,舌质红,苔薄白,脉细无力。查体:BP80/50mmHg,心率80次/分,双肺(-)。

实验室检查:肝肾功能正常;GLU3.4mmol/L,TG1.30mmol/L,TC4.3mmol/L,HDL1.36mmol/L,LDL2.64mmol/L。

患者服用枸杞养生膏1个月后主要临床表现:疲劳感消失,睡眠明显改善,服药期间未发生感冒,汗出明显缓解,头晕好转,面色较前红润,舌质淡红,苔薄白,脉弦细。查体:BPGLU100/65mmHg,心率78次/分,双肺(-)。

实验室检查:肝肾功能正常;BLU4.3mmol/L,TG1.70mmol/L,TC4.2mmol/L,HDL1.42mmol/L,LDL2.21mmol/L。

总结:患者服用枸杞养生膏后疲劳感消失,易感缓解,头晕及夜间睡眠有明显改善,面色好转,同时血压较前回升,无肝肾功能损害。

(5) 韩某,女,45岁。既往病史:无。

服膏时间:2013年4月14日至2013年7月14日,总计3个月。

服膏方法:每日1次,每次取20mL,加开水至100mL,搅拌均匀后饮用。

服用枸杞养生膏前主要临床表现:多汗易感,易疲劳,多梦不寐,二便正常,舌质红,少苔,脉细数。查体:BP100/70mmHg,心率83次/分,双肺(-)。

实验室检查:肝肾功能、电解质正常;GLU3.6mmol/L,TG2.6mmol/L,TC5.0mmol/L,HDL1.5mmol/L,LDLGLU2.64mmol/L。

服用枸杞养生膏1个半月后主要临床表现:疲劳及

睡眠有所改善,汗出好转,舌质红,苔薄白,脉细。查体:BP100/75mmHg,心率80次/分,双肺(-)。

实验室检查:肝肾功能、电解质正常;GLU3.5mmol/L,TG2.01mmol/L,TC4.4mmol/L,HDL1.62mmol/L,LDL2.13mmol/L。

服用枸杞养生膏3个月后主要临床表现:疲劳及睡眠明显改善,服药期间未发生感冒,汗出明显缓解,舌质淡红,苔薄白,脉细。查体:BP100/75mmHg,心率78次/分,双肺(-)。

实验室检查:肝肾功能、电解质正常;BG4.6mmol/L,TG1.8mmol/L,TC4.1mmol/L,HDL1.68mmol/L,LDL2.04mmol/L。

以下通过对小鼠进行机体免疫试验,来说明本实施例枸杞养生膏的有益效果。

1. 对小鼠血液碳粒廓清速率的影响

小鼠60只,雌雄各半,随机分成6组(生理盐水组、枸杞液组、转移因子组、高剂量组、中剂量组、低剂量组),每组10只。连续灌胃10天。末次给药30分钟后,小鼠按每10g体重尾静脉注射中华墨汁0.1mL(生理盐水稀释)。注入后立即计时,分别于注射后2min、10min用毛细吸管从眶额后静脉丛取血20mL,溶于1mL0.1%Na_2CO_3溶液中摇匀,测光密度(OD)值。小鼠颈椎脱臼致死,取其肝、脾、胸腺进行称重,计算$K=(lgOD_1-lgOD_2)/(t_2-t_1)$,碳粒廓清速率用$\bar{x} \pm n$表示$n=10$,$\bar{x}$代表的是速率的平均值。

表1

组别	剂量	碳粒廓清速率(K)
生理盐水	0.4mL	9.237 ± 2.299
转移因子组	0.4mL	36.98 ± 22.04*

续表

组别	剂量	碳粒廓清速率(K)
枸杞液组	1.5g/kg	44.69 ± 36.43**
枸杞养生膏高剂量组	1g/kg	28.47 ± 7.379*
枸杞养生膏中剂量组	0.5g/kg	31.90 ± 8.668*
枸杞养生膏低剂量组	0.25g/kg	31.10 ± 12.84*

备注：与生理盐水组相比，*$P < 0.05$，**$P < 0.01$。

2. 器官重量法

将小鼠胸腺和脾脏称重后计算指数，胸腺指数 = 胸腺重量 (mg)/[小鼠重量 (g) × 10]，脾脏指数 = 脾脏重量 (mg)/[小鼠重量 (g)] × 10，免疫器官重量用 $\bar{x} ± n$ 表示 $n=10$。

表 2

组别	脾指数(mg/10g)	胸腺指数(mg/10g)
生理盐水组	28.03 ± 4.893	22.31 ± 12.74
转移因子组	38.69 ± 2.922**	31.60 ± 5.002*
枸杞液组	37.39 ± 1.201**	34.54 ± 11.88*
枸杞养生膏高剂量组	38.05 ± 1.982**	33.05 ± 10.86*
枸杞养生膏中剂量组	38.05 ± 4.010**	33.18 ± 3.633*
枸杞养生膏低剂量组	32.92 ± 3.184*	28.87 ± 9.277*

备注：与生理盐水组比较，*$P < 0.05$，**$P < 0.01$

上述试验结果表明，碳粒廓清试验是根据血流中碳粒廓

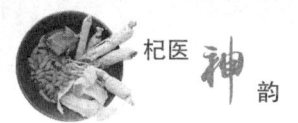

清的速度,判断单核巨噬细胞的功能。当颗粒状异物静脉注入小鼠血液循环后,可迅速被单核细胞清除,主要被定居在肝脏指数和脾脏中的巨噬细胞吞噬,当异物量恒定时,其血流中的颗粒清除率可反映单核巨噬细胞吞噬功能。碳粒廓清速率下降,反映单核巨噬细胞的功能降低。胸腺和脾脏是机体主要的免疫器官,其相对重量的变化在免疫评价中占有重要地位,脾脏和胸腺指数显著降低,反映出免疫功能受损。结果:不同剂量的枸杞养生膏均能不同程度地增强小鼠免疫功能。枸杞养生膏各剂量组较生理盐水组小鼠血液碳粒廓清速率增加($P < 0.05$),小鼠胸腺指数、脾脏指数较生理盐水组明显增加($P < 0.01$)。结论:枸杞养生膏可增强小鼠机体免疫功能。

以下选取部分使用枸杞养生膏的病例,对枸杞养生膏的功效作出进一步说明。

(1)刘某,女,53岁。既往病史:无。

服膏时间:2013年4月18日至2013年7月18日。

服膏方法:每日1次,每次取20mL,加开水至200mL,搅拌均匀后饮用。

患者服枸杞养生膏前主要临床表现:多汗易感,疲乏无力,面色晦暗,夜寐不安,头晕目眩,舌质红,苔薄白,脉细无力。查体:BP120/80mmHg。心率80次/分,双肺(-)。

实验室检查:肝肾功能、电解质正常;GLU7.4mmol/L,TG2.6mmol/L,TC5.0mmol/L,HDL1.36mmol/L,LDL2.64mmol/L。

服用枸杞养生膏1个半月后主要临床表现:头晕、目眩及睡眠有所改善,精神较前好转,汗出好转,面色较前好转,舌质红,苔薄白,脉弦细。查体:BP120/75mmHg,心率80次/分,双肺(-)。

实验室检查:肝肾功能、电解质正常;GLU6.6mmol/L, TG3.2mmol/L,TC5.3mmol/L,HDL1.39mmol/L,LDL2.5mmol/L。

服用枸杞养生膏3个月后主要临床表现:疲劳及睡眠明显改善,服膏期间未发生感冒,汗出明显缓解,舌质淡红,苔薄白,脉细。查体:BP100/75mmHg,心率78次/分,双肺(-)。

实验室检查:肝肾功能、电解质正常;GLU5.6mmol/L, TG2.1mmol/L,TC4.5mmol/L,HDL1.37mmol/L,LDL2.21mmol/L。

(2)邹某,男,52岁。既往病史:无。

服膏时间:2013年4月17日至2013年7月17日。

服膏方法:每日1次,每次服20mL,加开水至200mL,搅拌均匀后饮用。

患者服枸杞养生膏前主要临床表现:头晕,间断头痛,易疲劳,夜间睡眠可,舌质红,苔薄黄,脉弦细。查体:BP130/80mmHg,心率80次/分,双肺(-)。

实验室检查:肝肾功能、电解质正常;GLU6.2mmol/L, TG3.5mmol/L,TC5.2mmol/L,HDL0.75mmol/L,LDL2.39mmol/L。

服用枸杞养生膏1个半月后主要临床表现:头晕、头痛好转,易疲劳较前缓解,夜间睡眠可,舌质红,苔薄黄,脉弦细。查体:BP120/75mmHg,心率78次/分,双肺(-)。

实验室检查:肝肾功能、电解质正常;GLU5.4mmol/L, TG2.70mmol/L,TC4.1mmol/L,HDL0.88mmol/L,LDL2.39mmol/L。

服用枸杞养生膏3个月后主要临床表现:头晕、头痛、易疲劳症状消失,夜间睡眠可,舌质红,苔薄黄,脉弦。查体:BP120/75mmHg,心率78次分,双肺(-)。

实验室检查:肝肾功能、电解质正常;GLU5.0mmol/L;

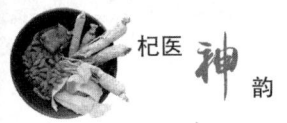

TG2.0mmol/L,TC4.0mmol/L,HDL1.36mmol/L,LDL1.48mmol/L。

(3) 张某,男,45岁。既往病史:无。

服膏时间:2013年4月14日至2013年7月14日。

服膏方法:每日1次,每次取20mL,加开水至200mL,搅拌均匀后饮用。

患者服枸杞养生膏前主要临床表现:阵发性头晕,易疲劳,舌质红,苔白,脉弦。查体:BP130/90mmHg,心率88次/分,双肺(-)。

实验室检查:肝肾功能、电解质正常;GLU5.2mmol/L,TG3.2mmol/L,TC5.4mmol/L,HDL0.78mmol/L,LDL2.64mmol/L。

服用枸杞养生膏1个半月后主要临床表现:头晕、易疲劳较前好转,舌质红,少苔,脉弦。服膏期间监测血压波动在120~130/80~85mmHg。

实验室检查:肝肾功能、电解质正常;GLU4.1mmol/L,TG2.70mmol/L,TC4.0mmol/L,HDL0.83mmol/L,LDL1.94mmol/L。

服用枸杞养生膏3个月后主要临床表现:头晕消失,易疲劳改善,舌质淡红,苔薄白,脉弦。服膏期间检测血压波动在110~120/70~80mmHg。

实验室检查:肝肾功能、电解质正常;GLU4.2mmol/L,TG1.93mmol/L,TC4.2mmol/L,HDL1.38mmol/L,LDL1.54mmol/L。

(4) 孙某,女,58岁。既往病史:无。

服膏时间:2013年4月9日至2013年7月9日。

服膏方法:每日1次,每次取20mL,加开水至200mL,搅拌均匀后饮用。

患者服枸杞养生膏前主要临床表现:头晕,耳鸣,多汗,易感,睡眠差,午后潮热,舌质红,脉细数。查体:

BP120/80mmHg,心率98次/分,双肺(-)。

实验室检查:肝肾功能、电解质正常;GLU4.5mmol/L,TG3.80mmol/L,TC6.1mmol/L,HDL1.70mmol/L,LDL2.67mmol/L。

服用枸杞养生膏1个半月主要临床表现:头晕、耳鸣及睡眠较前好转,汗出好转,午后潮热好转,舌质红,脉细。服膏期间监测血压波动在110~112/75~80mmHg。

实验室检查:肝肾功能、电解质正常;GLU4.3mmol/L,TG2.70mmol/L,TC5.4mmol/L,HDL1.95mmol/L,LDL2.35mmol/L。

服用枸杞养生膏3个月后主要临床表现:头晕、耳鸣及睡眠较前明显好转,汗出明显改善,近1个月未见感冒,舌质红,脉弦。服膏期间监测血压波动在110~120/70~80mmHg。

实验室检查:肝肾功能、电解质正常;GLU4.5mmol/L,TG1.8mmol/L,TC4.5mmol/L,HDL2.15mmol/L,LDL2.83mmol/L。

(5) 张某,女,69岁。既往病史:无。

服膏时间:2013年4月9日至2013年7月9日。

服膏方法:每日1次,每次取20mL,加开水至200mL,搅拌均匀后饮用。

患者服枸杞养生膏前主要临床表现:头晕、目眩,多汗,夜间明显,易感、易疲劳,睡眠差,舌质红,脉沉细。查体:BP110/80mmHg,心率88次/分,双肺(-)。

实验室检查:肝肾功能、电解质正常;GLU6.1mmol/L,TG2.4mmol/L,TC5.3mmol/L,HDL1.13mmol/L,LDL3.08mmol/L。

服用枸杞养生膏1个半月后主要临床表现:头晕、目眩及睡眠较前好转,汗出好转,疲劳感缓解,舌质红,脉沉细。服膏期间监测血压波动在110~115/75~80mmHg。

实验室检查:肝肾功能、电解质正常;GLU5.6mmol/L,

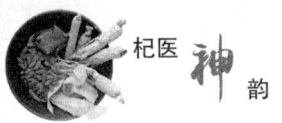

TG2.10mmol/L、TC4.90mmol/L、HDL1.2mmol/L、LDL2.59mmol/L。

服用枸杞养生膏3个月后主要临床表现：头晕、目眩及睡眠较前明显好转，汗出明显改善，近1个月未见感冒，舌质红，脉细。服膏期间监测血压波动在110~120/75~80mmHg。

实验室检查：肝肾功能、电解质正常；GLU4.9mmol/L、TG1.71mmol/L、TC4.35mmol/L、HDL1.98mmol/L、LDL1.8mmol/L。

实施例二

本发明研发出的一种药食两用的枸杞养生膏，包括以下原料，其成分和质量份数为，枸杞子20份、黄精6份、西洋参8份、天精草5份、地骨皮1份。

制备上述药食两用枸杞养生膏的方法，包括如下步骤：

(1) 将20份枸杞子、6份黄精、8份西洋参、1份天精草、5份地骨皮用水清洗5次，然后再浸泡2~4h，上述份数为质量份数。

(2) ①煎煮枸杞、黄精、西洋参：将经上步处理好的枸杞子置入煎锅，黄精、西洋参切成片状再分别置入煎锅，每个煎锅中所放水与药材的质量份数比均为10∶1，每次煎煮2h后取出药汁，再添水使水与药材的质量配比不变，共煎煮3次，最后将所有药汁混合；②煎煮天精草、地骨皮，将经(1)处理好的天精草、地骨皮分别置入煎锅中，煎锅中加的水均高出药材3~5cm，先浸泡6~8h，然后煎煮2次，每次先用武火煮，沸腾后用文火煎煮2h，过滤得到药汁，在第二次煎煮之前要补充水量保证其高度不变，两次煎煮之后过滤得到的药液并入上述枸杞混合药液中，置于容器中放置6h。

(3) 把上述药汁经过滤处理后重新置于煎锅中，加热至沸腾后，改用文火，不断搅拌。

(4)将上步处理得到的药液维持文火继续加热浓缩,并不断搅拌,搅拌至提起搅拌棒药汁挂旗,停止加热即得到膏滋。

所述步骤(4)得到枸杞养生膏后,趁热度还没散去时,快速倒入已经清洗并消毒过的容器中,在室温条件下自然降温,直至枸杞养生膏温度凉至室温后,再行封盖保存,并置入2~8℃的冷藏区保存。

以下选取部分高脂血症患者服用本枸杞养生膏之后的功效以作说明。

(1)康某,男,43岁。既往病史:高脂血症病史2年,曾间断服用辛伐他汀每次10mg,每日1次,血脂控制不良,既往无高血压及糖尿病病史,否认其他慢性病病史及传染病病史。

服膏时间:2013年6月6日至2013年7月6日。

服膏方法:患者每次取枸杞养生膏20mL,加开水至200mL,搅拌均匀后饮用,每日1次。

患者服用枸杞养生膏期间未曾服用降脂药物,控制摄入高脂食物。

患者服用枸杞养生膏前主要临床表现:头晕,易出汗,夜间睡眠可,食欲好,大小便正常,舌质红,脉弦。查体:BP130/90mmHg,心率80次/分,双肺(-)。

实验室检查;GLU5.2mmol/L,TG3.80mmol/L,TC8.4mmol/L,HDL1.65mmol/L,LDL5.02mmol/L。

患者服用枸杞养生膏1个月后主要临床表现:头晕明显好转,汗出好转,舌质红,脉弦,服膏后测血压120/80mmHg。

实验室检查:肝肾功能正常;GLU5.5mmol/L,TG2.70mmol/L,TC6.5mmol/L,HDL1.76mmol/L,LDL4.15mmol/L。

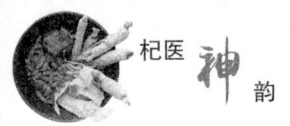

总结:患者服用枸杞养生膏后头晕有明显改善,血压正常,血脂明显下降,无肝肾功能损害。

(2) 孟某,男,59 岁。既往病史:糖尿病 5 年,应用诺和灵 50R,冠心病 2 年。

服膏时间:2013 年 4 月 7 日至 2013 年 7 月 7 日。

服膏方法:每次取枸杞养生膏 20mL,加开水至 200mL,搅拌均匀后饮用,每日 1 次。

患者服枸杞养生膏前主要临床表现:头晕,易疲劳,阵发性胸闷、心悸,数日发作 1 次,口渴,易感,睡眠差,舌质红,脉弦细。查体:BP140/90mmHg,心率 80 次/分,双肺(-)。

实验室检查:肝肾功能、电解质正常;GLU7.0mmol/L,TG2.40mmol/L,TC4.2mmol/L,HDL0.8mmol/L,LDL2.23mmol/L。

服用枸杞养生膏 1 个半月后主要临床表现:头晕及口渴好转,偶有胸闷、心悸,舌质红,脉弦细。服膏期间监测血压波动在 130~135/80~90mmHg。

实验室检查:肝肾功能、电解质正常;GLU6.4mmol/L,TG2.20mmol/L,TC4.0mmol/L,HDL0.79mmol/L,LDL2.02mmol/L。

服用枸杞养生膏 3 个月后主要临床表现:头晕明显好转,口渴消失,偶有胸闷、心悸,持续时间短暂,舌质红,脉弦。服膏期间监测血压波动在 120~130/80mmHg。

实验室检查:肝肾功能、电解质正常;GLU5.6mmol/L,TG1.98mmol/L,TC4.1mmol/L,HDL0.85mmol/L,LDL1.91mmol/L。

(3) 丁某,男,59 岁。既往病史:糖尿病 5 年,应用精蛋白生物合成人胰岛素注射液(诺和灵 50R),冠心病 2 年。

服膏时间:2013 年 4 月 7 日至 2013 年 7 月 7 日。

服膏方法:每次取枸杞养生膏 20mL,加开水至 200mL,搅拌均匀后饮用,每日 1 次。

患者服枸杞养生膏前主要临床表现:头晕,易疲劳,阵发性胸闷、心悸,数日发作 1 次,口渴,易感,睡眠差,舌质红,脉弦细。查体:BP140/90mmHg,心率 80 次/分,双肺 (-)。

实验室检查:肝肾功能、电解质正常;GLU7.0mmol/L,TG2.40mmol/L,TC4.2mmol/L,HDL0.88mmol/L,LDL2.23mmol/L。

服用枸杞养生膏 1 个半月后主要临床表现:头晕及口渴好转,偶有胸闷、心悸,舌质红,脉弦细。服膏期间监测血压波动在 130~135/80~90mmHg。

实验室检查:肝肾功能、电解质正常;GLU6.4mmol/L,TG2.20mmol/L,TC4.0mmol/L,HDL0.79mmol/L,LDL2.02mmol/L。

服用枸杞养生膏 3 个月后主要临床表现:头晕明显好转,口渴消失,偶有胸闷心悸,持续时间短暂,舌质红,脉弦。服膏期间监测血压波动在 120~130/80mmHg。

实验室检查:肝肾功能、电解质正常;GLU5.6mmol/L,TG1.98mmol/L,TC4.1mmol/L,HDL0.85mmol/L,LDL1.91mmol/L。

实施例三

本发明研发出的一种药食两用的枸杞养生膏,包括以下原料,其成分和质量份数为枸杞子 15 份、黄精 3 份、西洋参 3 份、天精草 2 份、地骨皮 10 份、枸杞果柄 0.5 份。

制备上述药食两用枸杞养生膏的方法,包括如下步骤:

(1) 将 15 份枸杞子、3 份黄精、3 份西洋参、2 份天精草、10 份地骨皮、0.5 份枸杞果柄用水清洗 5 次,然后再浸泡 2~4h,上述份数为质量份数。

(2) ①煎煮枸杞、黄精、西洋参:将经上步处理好的枸杞子置入煎锅,黄精、西洋参切成片状再分别置入煎锅,每个煎锅

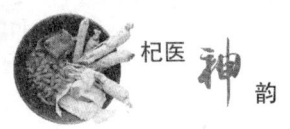

中所放水与药材的质量份数比均为10∶1,每次煎煮2h后取出药汁,再添水使水与药材的质量配比不变,共煎煮3次,最后将所有药汁混合;②煎煮天精草、地骨皮、枸杞果柄,将经(1)处理好的天精草、地骨皮、枸杞果柄分别置入煎锅中,煎锅中加的水均高出药材3~5cm,先浸泡6~8h,然后煎煮2次,每次先用武火煮,沸腾后用文火煎煮2h,过滤得到药汁,在第二次煎煮之前要补充水量保证其高度不变,两次煎煮之后过滤得到的药液并入上述枸杞混合药液中,置于容器中放置6h。

(3)把上述药汁做过滤处理后重新置于煎锅中,加热至沸腾后,改用文火,不断搅拌药液,得到浓缩药液。

(4)将经上步处理得到的药液维持文火加热浓缩,并不断搅拌,搅拌至提起搅拌棒药汁挂旗,停止加热即得到膏滋。

经步骤(4)得到枸杞养生膏后,趁其热度还没散去时,快速倒入已经清洗并消毒过的容器中,在室温条件下自然降温,至枸杞养生膏温度凉至室温后,再行封盖保存,并置入2~8℃的冷藏区。保存时间不超过2年半。

以下选取部分高血压、高血糖患者的病例对本发明枸杞养生膏的作用作出进一步的说明。

1.临床疗效观察的人群选择

(1)选择年龄在30~80岁的患者共计220例,有易疲劳感,体检有血糖、血脂升高,中医辨证属于肝肾阴虚或气阴两虚型的人群作为观察组。

(2)无心脑血管、肝、肾和造血系统等严重原发性疾病及精神病患者。

2.临床资料

(1)选择50例血糖升高人群(其中男性28例,女性22例,年龄在45~75岁,病程数月至数年不等,血糖在11mol/L以下,其中合并高血压者18例,合并高脂血症者14例)。

(2) 另选择50例高血脂人群(其中男性29例,女性21例,年龄在40~75岁,病程数月至数年不等,其中合并高血压者24例,合并高血糖者12例)。

(3) 再选择120例易疲劳人群(其中男性60例,女性60例,年龄在30~80岁,病程数月至数年不等,其中合并高血压者24例,合并高血糖者32例,合并高血脂者28例)。

3. 服用方法

取枸杞养生膏20mL,加开水至100~200mL稀释后空腹饮用,每日1次,连服1个月。(备注:服药期间继续以原剂量口服原发病治疗药物,以控制血糖及血压。)

4. 观察方法

实验前行血常规及肝肾功能、血脂、血糖检测,将符合选择标准者纳入观察对象。患者服用半个月后随访服用后的情况及副作用,1个月后随访并行肝肾功能及血糖、血脂检测,观察疗效。

5. 疗效评定标准

有效:服用后主要临床症状缓解,血脂监测中TG、TC、LDL任意一项下降超过20%,或HDL升高超过20%;血糖相对稳定为有效。无效:服用后临床症状无缓解,血脂监测中TG、TC、LDL无一项下降低于20%;GLU波动较大为无效。

6. 治疗结果

(1) 高血糖的治疗效果:对高血糖人群的临床疗效统计见下表。

表3 高血糖人群的临床疗效统计

观察治疗总人数(人)	有效(人)	无效(人)	有效率(%)
50	45	5	90

经 t 检验,治疗组治疗前后比较,均有显著性差异($P<0.01$),说明我院自制枸杞养生膏对肝肾阴虚或气阴两虚型高血糖有良好的辅助治疗作用。

(2)高血脂的治疗效果:对高血脂人群的临床疗效统计见下表。

表4 高血脂人群的临床疗效统计

观察治疗总人数	有效	无效	有效率(%)
50	42	8	84

经 t 检验,治疗组作治疗前后比较,均有显著性差异($P<0.01$),说明我院自制枸杞养生膏对肝肾阴虚或气阴两虚型高血脂有良好的辅助治疗作用。

(3)易疲劳的治疗效果:对易疲劳人群的临床疗效统计见下表。经 t 检验,治疗组治疗前后比较,均有显著性差异($P<0.01$),说明我院自制枸杞养生膏对肝肾阴虚或气阴两虚型易疲劳有良好的辅助治疗作用。

表5 易疲劳人群的临床疗效统计

观察治疗总人数	有效	无效	有效率(%)
120	114	6	95

不良反应:本方总计观察病例220例(因观察组中部分患者有易疲劳及高血糖、高血脂并存的现象),在观察期未发现明显不良反应及毒副作用。

以下从众多病例中选取部分高血压、高血糖患者的临床病例,进一步说明本发明枸杞养生膏的功效。

(1) 杨某,男,60 岁。既往病史:糖尿病病史 2 年,最高 FBG12.2mmol/L,口服二甲双胍每次 0.25g,每日 3 次,FBG 在 7～9mmol/L 波动。无高血压及其他慢性病病史及传染病病史。

服膏时间:2013 年 6 月 15 日至 2013 年 7 月 15 日。

服膏方法:患者每次取枸杞养生膏 20mL,加水至 100mL,搅拌均匀后饮用,每日 2 次。

患者服用枸杞养生膏期间继续以原剂量服用二甲双胍,定期监测血糖。

患者服用枸杞养生膏前主要临床表现:易疲劳,多饮多尿,食欲可,大小便正常,头晕,睡眠可,舌质红,少津,脉细数。查体:BP 120/80mmHg,心率 95 次/分,双肺(-)。

实验室检查:肝肾功能正常;FBG8.7mmol/L;血脂正常。

患者服用枸杞养生膏 1 个月后主要临床表现:易疲劳感消失,食欲可,大小便正常,头晕缓解,睡眠可,舌质淡红,苔薄白,脉弦细。查体:BP I20/80mmHg,心率 85 次/分,双肺(-)。

实验室检查:肝肾功能正常;FBG 5.4mmol/L;血脂正常。

(2) 董某,女,50 岁。既往病史:高血压病史 2 年,口服硝苯地平缓释片每次 10mg,每次卡托普利 25mg,均为每日 2 次,平时血压维持在 140～150/90～100mmHg。既往无其他慢性病病史及传染病病史。

服膏时间:2013 年 6 月 6 日至 2013 年 7 月 6 日。

服膏方法:患者每次取枸杞养生膏 20mL,加开水至 100mL,搅拌均匀后饮用,每日 2 次。

患者服用枸杞养生膏期间继续服用原降压药物,定期监测血压。

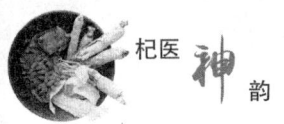

患者服用枸杞养生膏前主要临床表现:头晕,阵发性眩晕,夜间睡眠可,食欲一般,二便正常,舌质红,脉弦。查体:BP 150/100mmHg,心率 80 次/分,双肺(-)。

实验室检查:肝肾功能正常;GLU 5.2mmol/L,TG 3.70mmol/L,TC 7.6mmol/L,HDL 1.05mmol/L,LDL 4.27mmol/L。

患者服用枸杞养生膏 1 个月后主要临床表现:头晕明显好转,眩晕消失,睡眠可,舌质红,脉弦。服膏期间检测血压在 120~130/80~90mmHg 波动。服用膏药后复查肝肾功能正常;GLU 5.5mmol/L,TG 2.20mmol/L,TC 5.6mmol/L,HDL 1.41mmol/L,LDL3.42mmol/L。

患者服用枸杞养生膏后头晕有明显改善,同时血压也控制良好,血脂明显下降,无肝肾功能损害。

(3) 刘某,女,47 岁。既往病史:高血压病史 3 年。

服膏时间:2013 年 4 月 14 日至 2013 年 7 月 14 日。

服膏方法:患者每次取枸杞养生膏 10mL,加水至 200mL,搅拌均匀后饮用,每日 2 次。

患者服枸杞养生膏前主要临床表现:头晕,多汗,夜寐不安,烦躁易怒,舌质红,少苔,脉弦细。查体:BP150/100mmHg,心率 88 次/分,双肺(-)。

实验室检查:肝肾功能、电解质正常;GLU5.6mmol/L,TG2.4mmol/L,TC7.0mmol/L,HDL1.18mmol/L,LDL4.14mmol/L。

服用枸杞养生膏 1 个半月后主要临床表现:头晕、多汗、夜寐不安好转,烦躁易怒减轻,舌质红,少苔,脉弦细。服膏期间检测血压在 135~145/90~95mmHg 波动。

实验室检查:肝肾功能、电解质正常;GLU4.8mmol/L,TG1.60mmol/L,TC5.6mmol/L,HDL1.29mmol/L,LDL3.58mmol/L。

服用枸杞养生膏3个月后主要临床表现:头晕,多汗,夜寐不安明显改善,情绪好转,舌质淡红,苔薄白,脉略弦。服膏期间监测血压在120~130/80~90mmHg波动。

实验室检查:肝肾功能、电解质正常;GLU4.4mmol/L,TG1.33mmol/L,TC4.8mmol/L,HDL1.28mmol/L,LDL2.84mmol/L。

(4) 张某,男,63岁。既往病史:高血压病史6年,脑梗死病史1年。

服膏时间:2013年4月15日至2013年7月15日。

服膏方法:患者每次取枸杞养生膏20mL,加开水至100mL,搅拌均匀后饮用,每日2次。

患者服枸杞养生膏前主要临床表现:头晕,目眩,夜间睡眠差,右侧肢体活动时轻度异常,舌质红,脉弦细。查体:BP160/100mmHgmmHg,心率80次/分,双肺(-)。右侧下肢肌力4级。

实验室检查:肝肾功能、电解质正常;GLU6.2mmol/L,TG2.01mmol/L,TC6.8mmol/L,HDL1.25mmol/L,LDL4.34mmol/L。

服用枸杞养生膏1个半月后主要临床表现:头晕、目眩及睡眠较前好转,舌质红,脉弦细。服膏期间监测血压在145~150/90~95mmHg波动。

实验室检查:肝肾功能、电解质正常;GLU5.0mmol/L,TG0.9mmol/L,TC5.7mmol/L,HDL1.51mmol/L,LDL3.78mmol/L。

服用枸杞养生膏3个月后主要临床表现:头晕、目眩及睡眠较前明显好转,舌质红,脉弦。服膏期间监测血压在130~140/80~90mmHg波动。

实验室检查:肝肾功能、电解质正常;GLU4.65mmol/L,TG1.2mmol/L,TC4.6mmol/L,HDL1.32mmol/L,LDL2.94mmol/L。

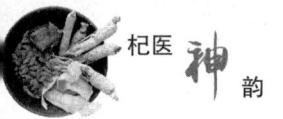

(5) 孟某,女,70岁。既往病史:高血压病史10年,脑梗死病史3年。

服膏时间:2013年4月15日至2013年7月15日。

服膏方法:患者每次取枸杞养生膏20mL,加水至100mL,搅拌均匀后饮用,每日2次。

患者服枸杞养生膏前主要临床表现:头晕、目眩,睡眠差,左侧肢体活动时轻度异常,舌质红,脉弦细。查体:BP165/100mmHg,心率90次/分,双肺(-),左侧下肢肌力4级。

实验室检查:肝肾功能、电解质正常;GLU6.5mmol/L,TG2.84mmol/L,TC6.4mmol/L,HDL1.18mmol/L,LDL3.5mmol/L。

服用枸杞养生膏1个半月后主要临床表现:头晕、目眩及睡眠较前好转,舌质红,脉弦细。服膏期间监测血压波动在140~150/90~95mmHg。

实验室检查:肝肾功能、电解质正常;BG5.6mmol/L,TG2.20mmol/L,TC5.3mmol/L,HDL1.29mmol/L,LDL3.01mmol/L。

服用枸杞养生膏3个月后主要临床表现:头痛、目眩及睡眠较前明显好转,舌质红,脉弦。服膏期间监测血压波动在130~145/80~90mmHg。

实验室检查:肝肾功能、电解质正常;BG4.9mmol/L,TG1.72mmol/L,TC4.8mmol/L,HDL1.29mmol/L,LDL2.37mmol/L。

实施例四

本发明研发出的一种药食两用的枸杞养生膏,包括以下原料,其成分和质量份数为,枸杞子17份、黄精0.8份、西洋参4份、天精草4份、地骨皮5份、枸杞果柄8份、甘草0.5份。

制备上述药食两用枸杞养生膏的方法,包括如下步骤:

(1) 将17份枸杞子、0.8份黄精、4份西洋参、4份天精草、5份地骨皮、8份枸杞果柄、0.5份甘草,用水清洗5次,然后再浸泡2~4h,上述份数为质量份数。

(2) ①煎煮枸杞子、黄精、西洋参:将经上步处理好的枸杞子置入煎锅,黄精、西洋参切成片状再分别置入煎锅,每个煎锅中所放水与药材的质量份数比均为10:1,每次煎煮2h后取出药汁,再添水使水与药材的质量配比不变,共煎煮3次,最后将所有药汁混合。②煎煮天精草、地骨皮、枸杞果柄、甘草,将经(1)处理好的天精草、地骨皮、枸杞果柄、甘草分别置入煎锅中,煎锅中加的水均高出药材3~5cm,先浸泡6~8h,然后煎煮2次,每次先用武火煮,沸腾后用文火煎煮2h,过滤得到药汁。在第二次煎煮之前要补充水量保证其高度不变,两次煎煮之后过滤得到的药液并入上述枸杞混合药液中,置于容器中放置6h。

(3) 把上述药汁经过滤处理后重新置于煎锅中,加热至沸腾后,改用文火,不断搅拌药液,进行药液浓缩。

(4) 将上步处理得到的药液维持文火加热浓缩,不断搅拌,搅拌至提起搅拌棒药汁挂旗,停止加热即得到膏滋。

经步骤(4)得到枸杞养生膏后,趁其热度还没散去时,快速倒入已经清洗并消毒过的容器中,在室温条件下自然降温,直至枸杞养生膏温度凉至室温后,再行封盖保存,并置入2~8℃的冷藏区保存。

以下从众多病例中选取几个患者的临床病例,对本发明的枸杞养生膏功效作出进一步说明。

(1) 万某,男,68岁。既往病史:高血压病史10年,脑梗死病史3年。

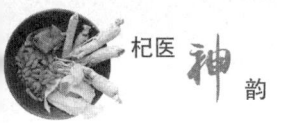

服膏时间:2013年4月16日至2013年7月16日。

服膏方法:患者每次取枸杞养生膏20mL,加开水至100mL,搅拌均匀后饮用,每日2次。

患者服枸杞养生膏前主要临床表现:头晕,目眩,耳鸣,夜间睡眠差,左侧肢体活动时轻度异常,舌质红,脉弦。查体:BP165/100mmHg,心率78次/分,双肺(-)。左侧下肢肌力4级。

实验室检查:肝肾功能、电解质正常;GLU6.2mmol/L,TG5.61mmol/L,TC7.8mmol/L,HDL1.05mmol/L,LDL4.6mmol/L。

服用枸杞养生膏1个半月后主要临床表现:头晕、目眩、耳鸣及睡眠较前好转,舌质红,脉弦细。服膏期间监测血压波动在150~160/90~100mmHg。

实验室检查:肝肾功能、电解质正常;GLU4.8mmol/L,TG4.1mmol/L,TC6.5mmol/L,HDL0.95mmol/L,LDL3.69mmol/L。

服用枸杞养生膏3个月后主要临床表现:头晕、目眩及睡眠较前明显好转,舌质红,脉弦。服膏期间监测血压波动在130~140/80~90mmHg。

实验室检查:肝肾功能、电解质正常;GLU5.6mmol/L,TG2.52mmol/L,TC4.6mmol/L,HDL1.38mmol/L,LDL2.63mmol/L。

(2)张某,女,69岁。既往病史:无。

服膏时间:2013年4月9日至2013年7月9日。

服膏方法:患者每次取枸杞养生膏20mL,加水至100mL,搅拌均匀后饮用,每日2次。

患者服枸杞养生膏前主要临床表现:头晕,目眩,多汗,夜间明显,疲劳,睡眠差,舌质红,脉沉细。查体:BP110/80mmHg,心率88次/分,双肺(-)。

实验室检查:肝肾功能、电解质正常;GLU6.1mmol/L,

TG2.4mmol/L，TC5.3mmol/L，HDL1.13mmol/L，LDL3.8mmol/L。

服用枸杞养生膏1个半月后主要临床表现：头晕、目眩及睡眠较前好转，汗出好转，疲劳感缓解，舌质红，脉沉细。服膏期间监测血压波动在110~120/75~80mmHg。

实验室检查：肝肾功能、电解质正常；GLU5.6mmol/L，TG2.10mmol/L，TC4.90mmol/L，HDL1.25mmol/L，LDL2.59mmol/L。

服用枸杞养生膏3个月后主要临床表现：头晕、目眩及睡眠较前明显好转，汗出明显改善，近几月未见感冒，舌质红，脉细。服膏期间监测血压波动在110~120/75~80mmHg。

实验室检查：肝肾功能、电解质正常；GLU4.9mmol/L，TG1.71mmol/L，TC4.35mmol/L，HDL1.27mmol/L，LDL1.89mmol/L。

服用枸杞养生膏过程中无口舌生疮、燥热等上火现象。

(3) 陈某，女，60岁。既往病史：无。

服膏时间：2013年4月9日至2013年7月9日。

服膏方法：患者每次取枸杞养生膏20mL，加开水至100mL，搅拌均匀后饮用，每日2次。

患者服枸杞养生膏前主要临床表现：头晕，耳鸣，多汗，易感，睡眠差，午后潮热，舌质红，脉细数。查体：BP100/60mmHg，心率98次/分，双肺(-)。

实验室检查：肝肾功能、电解质正常；GLU4.7mmol/L，TG2.50mmol/L，TC5.2mmol/L，HDL1.02mmol/L，LDL3.04mmol/L。

服用枸杞养生膏1个半月主要临床表现：头晕、耳鸣及睡眠较前好转，汗出好转，午后潮热好转，舌质红，脉细。服膏期间监测血压波动在100~110/70~75mmHg。

实验室检查：肝肾功能、电解质正常；GLU4.5mmol/L，TG2.20mmol/L，TC4.9mmol/L，HDL1.12mmol/L，LDL2.75mmol/L。

服用枸杞养生膏3个月后主要临床表现:头晕、耳鸣及睡眠较前明显好转,汗出明显改善,近几月未见感冒,舌质红,脉弦。服膏期间监测血压波动在110~120/70~80mmHg。

实验室检查:肝肾功能、电解质正常;GLU4.4mmol/L,TG1.60mmol/L,TC4.5mmol/L,HDL1.17mmol/L,LDL2.23mmol/L。

服用枸杞养生膏过程中无不适感,无副作用产生。

(4) 马某,女,40岁。既往病史:无。

服膏时间:2013年4月5日至2013年7月5日。

服膏方法:患者每次取枸杞养生膏20mL,加开水至100mL,搅拌均匀后饮用,每日2次。

患者服枸杞养生膏前主要临床表现:多汗,易感,易疲劳,面色晦暗,夜寐不安,头晕目眩,舌质红,苔薄白,脉细无力。查体:BP100/60mmHg,心率80次/分,双肺(-)。

实验室检查:肝肾功能、电解质正常;GLU4.7mmol/L,TG2.30mmol/L,TC4.8mmol/L,HDL0.92mmol/L,LDL2.83mmol/L。

服用枸杞养生膏1个半月后主要临床表现:头晕、目眩及睡眠有所改善,精神较前好转,汗出好转,面色较前好转,舌质红,苔薄白,脉细。查体:BP110/70mmHg,心率75次/分,双肺(-)。

实验室检查:肝肾功能、电解质正常;GLU4.5mmol/L,TG2.0mmol/L,TC4.5mmol/L,高密度脂蛋白0.95mmol/L,LDL2.56mmol/L。

服用枸杞养生膏3个月后主要临床表现:疲劳及睡眠差明显改善。服药期间未发生感冒,汗出明显缓解,舌质淡红,苔薄白,脉细。查体:B100/70mmHg,心率78次/分,双肺(-)。

实验室检查:肝肾功能、电解质正常;GLU5.0mmol/L,

TG1.7mmol/L,TC4.4mmol/L,HDL0.78mmol/L,LDL2.14mmol/L。

(5) 买某,女,45岁。既往病史:无。

服膏时间:2013年4月5日至2013年7月5日。

服膏方法:患者每次取枸杞养生膏20mL,加开水至100mL,搅拌均匀后饮用,每日2次。

患者服枸杞养生膏前主要临床表现:头晕,阵发性心悸,汗出,无胸闷,易疲劳,睡眠差,腰膝酸软,舌质红,脉沉细。查体:BP90/60mmHg,心率88次/分,偶发期前收缩(早搏),双肺(-)。

实验室检查:肝肾功能、电解质正常;GLU6.2mmol/L,TG1.1mmol/L,TC5.5mmol/L,HDL1.4mmol/L,LDL3.60mmol/L。

服用枸杞养生膏1个半月后主要临床表现:头晕及疲劳感好转,腰膝酸软缓解,偶有心悸、汗出,无胸闷,睡眠改善,舌质红,脉沉细。服膏期间血压波动在90~100/60~70mmHg。

实验室检查:肝肾功能、电解质正常;GLU4.8mmol/L,TG1.20mmol/L,TC4.6mmol/L,HDL1.21mmol/L,LDL2.58mmol/L。

服用枸杞养生膏3个月后主要临床表现:头晕及疲劳感明显缓解,无心悸发生,汗出明显改善,睡眠好转,舌质红,脉弦。服膏期间监测血压波动在100~110/70~75mmHg。

实验室检查:肝肾功能、电解质正常;GLU4.5mmo1/L,TG1.20mmol/L,TC4.3mmol/L,HDL1.65mmol/L,LDL1.95mmol/L。

服用枸杞养生膏过程中无任何副作用产生。

实施例五

本发明研发出的一种药食两用的枸杞养生膏,包括以下原料,其成分和质量份数为:枸杞子12份、黄精5份、西洋参2份、天精草3份、地骨皮7份、枸杞果柄2份、甘草3份,制备

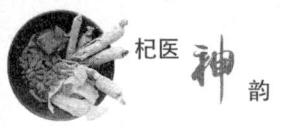

续表

方法同实施例五。

对本发明枸杞养生膏农残成分做检测,未检测出农药成份,检测出的苯醚甲环唑、啶虫脒的量均小于国家标准,属于安全的产品,故经本发明制备得到的枸杞养生膏无农药残留或残留量低,是很好的纯天然、绿色食品。

下表为每千克枸杞养生膏中含农药的检测结果和每100g枸杞养生膏中的营养成分及每千克枸杞养生膏中重金属、微量元素的含量表。

表6　农药含量检测

检验项目与单位	检测结果
克螨特mg/kg	未检测出
水胺硫磷mg/kg	未检测出
氯氟氰菊酯mg/kg	未检测出
氯氰菊酯mg/kg	未检测出
氰戊菊酯mg/kg	未检测出
甲氰菊酯mg/kg	未检测出
咪鲜胺mg/kg	未检测出
毒死蜱mg/kg	未检测出
哒螨灵mg/kg	未检测出
三唑磷mg/kg	未检测出
苯醚甲环唑mg/kg	0.018
甲霜灵mg/kg	未检测出

续表

检验项目与单位	检测结果
克菌丹mg/kg	未检测出
丙溴磷mg/kg	未检测出
三唑酮mg/kg	未检测出
四螨嗪mg/kg	未检测出
丙环唑mg/kg	未检测出
百菌清mg/kg	未检测出
硫丹mg/kg	未检测出
乙烯菌核利mg/kg	未检测出
氧化乐果mg/kg	未检测出
倍硫磷mg/kg	未检测出
克百威mg/kg	未检测出
3-羟基克百威mg/kg	未检测出
氟硅唑mg/kg	未检测出
啶虫脒mg/kg	0.522
噻螨酮mg/kg	未检测出
灭多威mg/kg	未检测出
吡虫啉mg/kg	未检测出
多菌灵mg/kg	未检测出
甲基硫菌灵mg/kg	未检测出

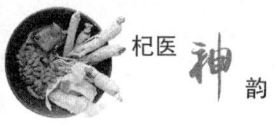

表7　营养成分及微量元素检测

检验项目与单位	检测结果
总糖g/100g	54.6
总酸g/100g	2.3
枸杞多糖g/100g	5.64
甜菜碱g/100g	0.32
黄酮g/100g	0.048
粗蛋白g/100g	7.20
天冬氨酸g/100g	1.03
苏氨酸g/100g	0.14
丝氨酸g/100g	0.28
谷氨酸g/100g	0.90
脯氨酸g/100g	0.78
甘氨酸g/100g	0.048
丙氨酸g/100g	0.32
胱氨酸g/100g	0.019
缬氨酸g/100g	0.074
甲硫氨酸g/100g	0.011
异亮氨酸g/100g	0.028
亮氨酸g/100g	0.070
酪氨酸g/100g	0.023

续表

检验项目与单位	检测结果
苯丙氨酸g/100g	0.022
组氨酸g/100g	0.18
赖氨酸g/100g	0.022
精氨酸g/100g	0.088
氨基酸总量g/100g	4.04

表8 重金属含量检测

检验项目与单位	检测结果
砷mg/kg	0.0096
铅mg/kg	0.074
镉mg/kg	0.018
铬mg/kg	0.26
锰mg/kg	4.58
锌mg/kg	7.2
铜mg/kg	1.86
铁mg/kg	57.3

从上表可以看出，本枸杞养生膏含有人体必需的17种氨基酸、锌等微量元素，重金属含量也明显低于国家规定的食品限量指标。

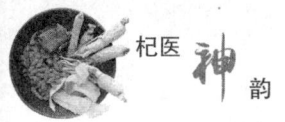

以下通过对小鼠的试验，说明本发明枸杞养生膏降血脂的作用：将70只小鼠随机分成7组，即正常对照组、高脂模型组、辛伐他汀(1.25mg/kg)组、枸杞液组、枸杞养生膏方低剂量(0.25g/kg)组、枸杞养生膏方中剂量(0.5g/kg)组、枸杞养生膏方高剂量(1.5g/kg)组，每组10只，雌雄各半。模型对照组和正常对照组给予等体积生理盐水，其它各组分别灌胃给药，每天1次，连续10天。末次给药2h后，除正常对照组外，其余5组腹腔注入新鲜蛋黄乳剂0.1mL/10g。20h后摘眼球、取血，取血前12h禁食不禁水，测定小鼠血清TC、TG、HDL-C、LDL-C。

以下是枸杞养生膏对小鼠高脂血症的影响。

表9

组别	给药剂量	TC	TG	HDL-C	LDL-C
生理盐水组	0.4ml	3.1995 ± 0.4333	1.8459 ± 0.3712	2.6300 ± 0.3483	0.9249 ± 0.3821
模型对照组	0.4ml	4.5423 ± 0.5133#	2.5703 ± 0.4497##	2.2173 ± 0.1115#	2.0330 ± 0.6838##
辛伐他汀组	1.25mg/Kg	3.2322 ± 0.7245*	1.9566 ± 0.4778**	2.7731 ± 0.2179**	1.1656 ± 0.9225*
枸杞水煎液组	1.5g/Kg	4.1787 ± 1.0186	2.2537 ± 0.5416	2.8880 ± 0.4807**	1.5788 ± 1.2126
枸杞养生膏高剂量组	1.5g/Kg	3.7012 ± 0.5124*	1.9350 ± 0.2780**	2.9407 ± 0.6246**	1.0451 ± 0.2332**
枸杞养生膏中剂量组	0.5g/Kg	3.9207 ± 0.3668	1.8321 ± 0.4010**	3.1926 ± 0.5091**	1.5913 ± 0.4082
枸杞养生膏低剂量组	0.25g/Kg	4.4480 ± 0.9777	2.3458 ± 0.6505	2.7274 ± 0.3634*	1.4939 ± 0.6667

备注：与生理盐水组相比，#$P < 0.05$；##$P < 0.01$；与模型组相比 *$P < 0.05$；**$P < 0.01$

结果:模型组小鼠血清 TC、TG、LDL-C 含量较生理盐水组明显升高 ($P < 0.01$),血清 HDL-C 含量较生理盐水组降低 ($P < 0.05$);枸杞养生膏 1.5g/(kg·d) 剂量组小鼠血清 TC、TG、LDL-C 含量较模型组有不同程度的降低 ($P < 0.05$ 或 $P < 0.01$),血清 HDL-C 含量明显升高 ($P < 0.01$);枸杞养生膏 0.5g/(kg·d) 剂量组血清 TC、LDL-C 较模型组以上指标均未见差异,仅有血清 TG 明显降低 ($P < 0.01$)、血清 HDL-C 血清含量明显升高 ($P < 0.01$);枸杞养生膏 0.25g/(kg·d) 剂量组血清 TC、TG、LDL-C 较模型组以上指标均未见差异,仅血清 HDL-C 血清含量升高 ($P < 0.05$)。

结论:枸杞养生膏可不同程度地降低高脂血症模型组小鼠 TC、TG、LDL-C,升高 HDL-C 的含量。

对食用枸杞养生膏后的小鼠进行常压耐缺氧试验:

取小鼠 60 只,随机分成 6 组,每组 10 只,分别为生理盐水对照组,枸杞水煎液组,人参水煎液组,枸杞养生膏高、中、低剂量组,给小鼠连续灌胃 10 天。于末次给药 30 分钟后(平行操作),放入盛有 15g 钠石灰的 150mL 磨口瓶中(每瓶 1 只),加盖密封,瓶口涂凡士林,以呼吸停止为死亡指征,记录封瓶口到小鼠呼吸停止的时间,此为存活时间,并计算缺氧存活时间延长百分率 =(给药组缺氧存活时间 - 正常组缺氧存活时间)/ 正常组缺氧存活时间 ×100%。结果见下表:

表 10

组别	剂量(g/kg)	存活时间(分)	存活时间延长百分率(%)
生理盐水对照组	——	25.02 ± 5.418	——
人参水煎液组	1	32.76 ± 8.365*	30.9

续表

组别	剂量(g/kg)	存活时间(分)	存活时间延长百分率(%)
枸杞水煎液组	1.5	33.16 ± 6.726*	32.5
枸杞养生膏高剂量组	5	34.52 ± 6.985*	37.9
枸杞养生膏中剂量组	2.5	32.96 ± 8.042*	31.7
枸杞养生膏低剂量组	1.25	29.71 ± 11.56*	18.7

备注：与生理盐水组比较，*$P < 0.05$；**$P < 0.01$。

常压耐缺氧是缺氧的一种紧张性刺激，可以使机体产生各种应激性反应，生命活动中脑和心脏缺氧是小鼠常压缺氧死亡的主要原因。

结果：实验结果表明，不同剂量的枸杞养生膏均能不同程度地延长小鼠在密闭缺氧条件下的存活时间，提高其心脑耐缺氧能力，降低组织耗氧量。枸杞养生膏(1.25~5g/kg·d)剂量组的存活时间与生理盐水组比较，差异有显著意义，其中以5g/(kg·d)组存活时间最长，达(34.52 ± 6.985)分钟，优于其他各剂量组；2.5g/(kg·d)剂量组的效果次之。随着枸杞养生膏剂量的增加，小鼠存活时间延长率逐渐上升，在枸杞养生膏5g/(kg·d)剂量时，延长率最大(37.9%)，优于其他各剂量组；2.5g/(kg·d)剂量组的效果次之。

结论：枸杞养生膏具有提高实验动物耐缺氧能力的功能。

以下通过小鼠服用枸杞养生膏后负重游泳试验来说明枸杞养生膏的抗疲劳功效：

取小鼠60只,随机分成6组,每组10只,分别为生理盐水对照组(NS)、枸杞水煎液组、参水煎液组,枸杞养生膏高(YQD)、中(YQZ)、低(YQX)剂量组,给小鼠连续灌胃10天。于末次给药60分钟后(平行操作),进行游泳试验。小鼠尾部负重1g,于60cm直径的水桶中(控制水深25cm,水温在25℃~27℃)游泳至力竭死亡。枸杞养生膏方对小鼠负重游泳时间的影响见下表。负重游泳实验是运动性疲劳即指由机体运动本身所引起的、机体生理过程不能持续其机能在某一特定水平上和(或)不能维持预定的运动强度的机体运动能力下降的现象。其评价方法主要有2种:运动耐力试验和检测引起疲劳的生化指标的改变。测定机体持续运动直至力竭死亡的时间可以反映机体的耐力,运动耐力是反映机体疲劳最直观的指标。本实验选择小鼠的负重游泳试验,运动时正是由于生化改变才导致疲劳感觉的发生,因此本实验选择运动时变化明显、其变化程度与运动负荷和强度一致的4项生化指标作为抗疲劳的评价指标。

表11 枸杞养生膏方法鼠负重游泳时间的影响

组别	剂量(g/Kg)	游泳时间(分)	延长百分率(%)
生理盐水组	----	26.1 ± 14.5	----
枸杞煎液组	1	38.9 ± 11.5	70.0
人参水煎液组	1	46.1 ± 22.6	76.6
枸杞养生膏高剂量组	5	72.1 ± 25.4	176.2
枸杞养生膏中剂量组	2.5	68.5 ± 37.2	162.5
枸杞养生膏低剂量组	1.25	48.6 ± 36.1	86.2

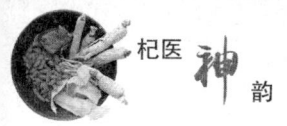

结果:实验结果表明,不同剂量的枸杞养生膏均能不同程度地延长小鼠负重游泳时间,枸杞养生膏 1.25~5g/(kg·d) 剂量组小鼠负重游泳时间与生理盐水组比较,差异有显著意义,其中以 5g/(kg·d) 组小鼠负重游泳时间最长,达 (72.1±25.4) 分钟,优于其他各剂量组;2.5g/(kg·d) 剂量组的效果次之。随着枸杞养生膏剂量的增加,小鼠负重游泳时间延长率逐渐上升,在枸杞养生膏 5g/(kg·d) 剂量时,延长率最大 (176.2%),优于其他各剂量组;2.5g/(kg·d) 剂量组的效果次之。

结论:枸杞养生膏具有延长小鼠负重游泳时间的作用,能提高其抗疲劳能力。

上述技术方案并非对技术方案的任何限制,本技术领域的技术人员对其中某些部分可能做出的一些变动均体现了本发明的原理,在本发明的保护范围之内。

(有改动)

后 记

蒋正国

中华医学,博大精深,张万昌学术经验传承深得患者及学员之心。四十年的行医历程,四十个寒来暑往,凝结着多少人的心血和汗水。祖国医学有南北之分,而中宁地处我国北方,北方的冬天外面滴水成冰,室内阳暖温馨,一如张万昌对待从四面八方前来诊治的患者,常年如春本地广大人民群众对张万昌的中医观念十分认可,这也吸引了周边地区各省市的患者前来我院找张万昌诊断与治疗。四季有更替,花开花落顺时节,四季治病也有不同,中医药是一场心有所系、追寻快乐的奔赴;中医药是一场羁旅天涯、体验生命的跋涉;中医药更是一场不断寻找风景、感悟美好生活的过程。

中医药向来不缺少风景,而是欠缺一双明眸善睐的眼睛,一颗善于发现病邪的心灵和一个善良豁达的灵魂。漫步四季的岁月,走入绿荫斑驳,延绵不绝的优美画卷,饱览不尽的美好未来,勾勒出生命无穷的憧憬。大千世界,患者无数,无论生活多么坎坷,中医中药始终饱含深情,留给患者一片绿地,任思绪从喧嚣和繁杂中走出,用中药的微风拂去病患阴霾,擦亮眼眸,放飞心灵,激活思维,用心领略人生最美好未来。让每一次医患相

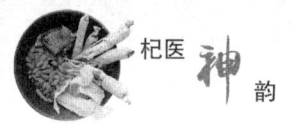

遇都有意义,让每一份温暖如期抵达,让每一份坚强和豁达成为记忆中最美的风景。愿每一位患者四季花开、馨香满径,健康之路处处好风景,人生岁岁永安康。